Chemotherapie

Praxisorientierte Hilfe
für Patienten und Angehörige

Prof. Dr. med. Edgar Petru
Prof. Dr. med. Christian Dittrich
Claudia Petru

Chemotherapie

Praxisorientierte Hilfe

für Patienten und Angehörige

Urania

Die Deutsche Bibliothek – CIP-Einheitsaufnahme
Ein Titeldatensatz für diese Publikation ist bei Der Deutschen Bibliothek erhältlich.

www.dornier-verlage.de
www.urania-verlag.de

Umschlaggestaltung: Behrend & Buchholz, Hamburg
Lektorat: Claudia Huboi
Druck: Westermann Druck Zwickau
Printed in Germany

ISBN 3-332-01185-5

04 03 02 01 4 3 2

Die Ratschläge in diesem Buch wurden von Autoren und Verlag sorgfältig erarbeitet und geprüft. Eine Garantie kann dennoch nicht übernommen werden, ebenso ist eine Haftung der Autoren bzw. des Verlages und seiner Beauftragten für Personen-, Sach- und Vermögensschäden ausgeschlossen.

Die Schreibweise entspricht den Regeln der neuen Rechtschreibung.
Anmerkung der Redaktion: Um einer besseren Lesbarkeit willen wurde im Text allein die männliche Form von »Arzt« bzw. »Patient« verwendet. Selbstverständlich sind ebenfalls Ärztinnen sowie Patientinnen angesprochen.

Inhalt

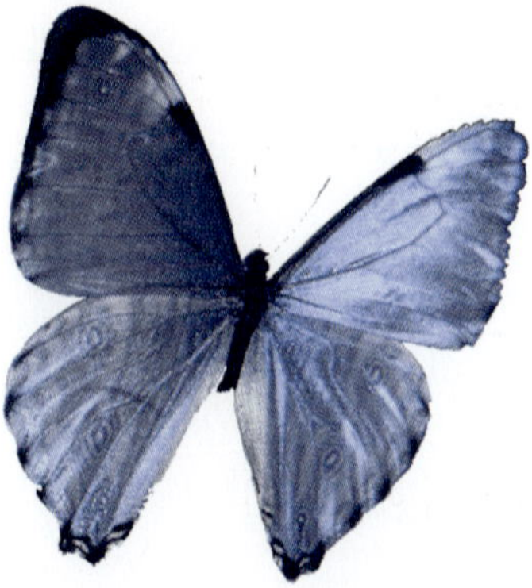

Unseren Patientinnen
und Patienten gewidmet

Vorwort

Im klinischen Alltag stellt die Aufklärung von Patienten sowie deren Angehörigen hinsichtlich einer bevorstehenden Chemotherapie eine große Herausforderung für die betreuenden Ärzte dar. Auch ein ausführliches Gespräch kann viele offene Fragen nur zum Teil beantworten. Für die meisten Patienten ist die Fülle an Informationen zu groß und sie können diese nicht in ihrer Gesamtheit aufnehmen. Die Erfahrung lehrt, dass Patienten gerne die Möglichkeit hätten, nach einem derartigen Aufklärungsgespräch alles in Ruhe nachlesen zu können. Dies ist der Hauptgrund für die Herausgabe dieses Ratgebers, der ein hilfreiches Nachschlagewerk für Patienten unter der Chemotherapie darstellen soll. Ziel ist es, die Informationen allgemein verständlich, übersichtlich und dennoch kurz darzustellen. Das bedeutet, dass sich dieser Ratgeber nur auf die wichtigsten Erklärungen beschränkt.

Wir sind uns bewusst, dass der vorliegende Band keinen Anspruch auf Vollständigkeit erheben kann. Keinesfalls werden dadurch notwendige Gespräche mit dem Betreuerteam ersetzt. Wir möchten Patienten helfen, Wirkungen und Nebenwirkungen der Chemotherapie besser zu verstehen, mit diesen besser umzugehen, sie besser zu verkraften und auch gegen mögliche Nebenwirkungen mehr tun zu können.

Graz und Wien, im Januar 2001

Edgar Petru
Christian Dittrich
Claudia Petru

Allgemeines zum Thema Chemotherapie

- Ihr betreuender Arzt hat Ihnen wegen einer Tumorerkrankung eine Chemotherapie empfohlen.
- Eine Chemotherapie kommt im Verlauf vieler Krebserkrankungen zum Einsatz.
- Unter Chemotherapie versteht man die Behandlung mit chemischen Medikamenten, die vorwiegend die Tumorzellen im Körper schädigen und so zu einer Verkleinerung oder einer vollständigen Rückbildung von Krebsgewebe führen.
- Die eingesetzten Zellgifte – Zytostatika genannt – unterbinden die Zellteilung und führen so zu einem Absterben von Körperzellen. Da sich Tumorzellen sehr viel häufiger als gesunde Zellen teilen, werden bei jedem Therapiezyklus in erster Linie Krebszellen zerstört.
- Das gesamte Personal, das mit Ihrer Chemotherapie befasst ist, besitzt umfangreiche Kenntnisse auf dem Gebiet der Krebstherapie.
- Die Chemotherapie stellt eine einschneidende Behandlungsmaßnahme dar. Sie wird nur verordnet, wenn ausreichend große Aussichten auf Erfolg bestehen. Sollte es für Sie schwierig sein, in eine empfohlene Behandlung dieser Art einzuwilligen, prüfen Sie bitte, ob Sie volles Vertrauen in Ihre Ärztin bzw. Ihren Arzt besitzen. Im Zweifelsfall sollten Sie eine Zweitmeinung eines anderen Arztes einholen.
- Sehen Sie in Ihrem Behandlungsteam einen Partner, mit dem Sie Ihre Bedenken, Sorgen und alle offenen Fragen besprechen können.

Verschiedene Chemotherapieformen

Grundsätzlich lassen sich folgende Anwendungsgebiete der Chemotherapie unterscheiden:

- kurativ, um eine Heilung zu erzielen
- adjuvant nach einer Operation, um die Ausbildung von Tochtergeschwülsten (Metastasen) bzw. einen Rückfalls zu verhindern
- präoperativ (vor der Operation), um das Ausmaß der Operation zu verringern bzw. das Resultat des operativen Eingriffes zu verbessern
- palliativ, um im fortgeschrittenen Tumorstadium Beschwerden und Schmerzen zu lindern

- Die Chemotherapie, die Sie erhalten, ist auf Ihre Krankheitssituation speziell abgestimmt.
- In der Regel werden mehrere Behandlungskurse bzw. Behandlungszyklen (z. B. sechs) in etwa monatlichen Abständen in Form von Infusionen oder Injektionen mit einem oder mehreren Medikamenten verabreicht. Wieder andere Therapiepläne sehen die wöchentliche oder mehrwöchentliche Gabe bestimmter Medikamente (z. B. Tabletten oder Kapseln) vor.
- Die Verabreichungsart Ihrer Chemotherapie (Kapseln oder Tabletten zum Schlucken, intravenöse Chemotherapie etc.) und auch deren Dauer (z. B. über 6 Monate oder ein Jahr) richtet sich nicht nach der Schwere Ihrer Krankheit, sondern nach den bisherigen Erfahrungen, wie Ihre spezielle Tumorart auf die Chemotherapie anspricht.
- Der Erfolg der Behandlung ist nicht zuletzt davon abhängig, inwieweit die Chemotherapie in der vom Arzt berechneten ausreichenden Dosis und in den geplanten Abständen verabreicht werden kann.
- Fortschritte erhofft sich die Medizin auch von der so genannten Hochdosis-Chemotherapie bestimmter Tumorarten: Die drei- bis sechsmal höher dosierten Medikamente würden normalerweise die Knochenmarksfunktion über längere Phasen zum Erliegen bringen. Dies würde auch zu einem Erliegen der Abwehrfunktion des Knochenmarks sowie zu Blutungen führen. Dadurch, dass jedoch bereits vor der Hochdosis-Chemotherapie Stammzellen aus dem Knochenmark und aus dem Blut gewonnen, konserviert und eingefroren werden, können dem Patienten nach Gabe der hochdosierten Medikamente die eigenen Stammzellen in Form einer Infusion wieder verabreicht werden; dieser Vorgang führt üblicherweise rasch zur Erholung der eigenen Knochenmarksfunktion.
- Eine regionäre (lokoregionäre, intraarterielle) Chemotherapie wird insbesondere bei fortgeschrittenen Tumorkrankheiten eingesetzt. Dabei wird zunächst ein dünner Schlauch (Katheter) in ein Gefäß, welches z. B. zur Leber oder zur Gebärmutter führt, eingepflanzt. Über dieses Gefäß wird dann die Chemotherapie speziell an den Tumorort herangebracht. Ziel der regionären Chemotherapie ist es, die Wirkung der Krebsmedikamente auf den Tumor zu erhöhen und gleichzeitig die Nebenwirkungen auf die übrigen Körperzellen zu vermindern.

Mögliche Nebenwirkungen einer Chemotherapie – ein erster Überblick

- Hochwirksame Medikamente wie Chemotherapeutika verursachen jedoch neben den erwünschten Wirkungen auch unerwünschte, meist aber nur vorübergehende Nebenwirkungen.
- Medikamente der Chemotherapie können gesunde Zellen schädigen, die sich ebenfalls häufig teilen. Das betrifft beispielsweise Haarwurzeln oder Schleimhäute.
- Diese Auflistung möglicher Nebenwirkungen soll Sie keineswegs verunsichern. Haben Sie Vertrauen in Ihre Ärzte, die Ihnen Ihre Chemotherapie verschrieben haben; scheuen Sie sich jedoch nicht, bei Unklarheiten oder Unsicherheiten Fragen zu stellen.
- So wie es Hunderte verschiedener Chemotherapie-Pläne bzw. Schemata gibt, existieren auch unzählige mögliche Nebenwirkungen. Das heißt natürlich nicht, dass ein Patient unbedingt viele oder gar alle hier genannten Nebenwirkungen der Chemotherapie entwickeln muss. Vielmehr weisen die meisten Betroffenen nur einen Bruchteil der genannten Nebenwirkungen auf.
- Ihr betreuender Arzt wird Sie vor der Behandlung informieren, welche Form der Nebenwirkungen bei Ihrer Chemotherapie zu erwarten sind und welche nicht.
- Es ist unmöglich, vom Schweregrad der Nebenwirkungen der Chemotherapie auf deren Wirksamkeit oder Wirkungslosigkeit zu schließen.
- Machen Sie sich klar, dass die meisten Patienten mit Chemotherapie und deren Nebenwirkungen gut zurechtkommen.
- Wenn Sie vor der Chemotherapie bzw. bei der ersten Chemotherapie besonders ängstlich sind, sollten Sie versuchen, sich möglichst zu entspannen. Dies geschieht z. B. durch das Lesen einer schönen Zeitschrift oder das Blättern in Ihrem Fotoalbum, um alte, schöne Erinnerungen aufleben zu lassen. Wenn Sie die erste Chemotherapie einmal erfolgreich überstanden haben, wird es Ihnen leichter fallen, sich zu entspannen.
- Am häufigsten tritt in den ersten Tagen nach der Chemotherapie Müdigkeit und Abgeschlagenheit auf. Deshalb sollten Sie sich vor allem in dieser Zeit besonders schonen und erholen.
- Manche Patienten benötigen während der Phase der Chemotherapie be-

sonders viele Ruhe- und Erholungspausen. Wenige Patienten wiederum können ihren normalen Tätigkeiten nahezu uneingeschränkt nachgehen. Generell ist es jedoch zu empfehlen, sich nicht zu überanstrengen. Allerdings sollten Sie sich keinesfalls bewusst in Ihren Aktivitäten einschränken, wenn Sie Lust dazu verspüren.

- Selten können Überempfindlichkeitsreaktionen auf eines der verwendeten Chemotherapie-Medikamente auftreten, die das Absetzen desselben notwendig machen.
- Bei der Chemotherapieinfusion können Medikamente auch in das Unterhautgewebe eindringen und im Bereich der Injektionsstelle Gewebsschäden auslösen. Auf eine solche Möglichkeit wird vom betreuenden Personal besonders geachtet. Ihre Aufmerksamkeit kann zusätzlich hilfreich sein.
- In vielen Fällen, jedoch nicht immer, tritt unter Chemotherapie stärkerer bis starker Haarausfall ein. Das hängt von der Art der verwendeten Medikamente ab.
- Haarausfall ist kein Gradmesser für die Wirksamkeit Ihrer Chemotherapie.
- Weitere Nebenwirkungen sind vor allem Übelkeit und seltener auch Erbrechen.
- Durch die Gabe von Zusatzmedikamenten (z. B. als Infusion vor der eigentlichen Chemotherapie-Infusion und in Tablettenform in den ersten Tagen nach der Chemotherapie) können heute viele Nebenwirkungen, wie beispielsweise Übelkeit oder Erbrechen, deutlich abgeschwächt oder verhindert werden.
- Außerdem kommt es ca. ein bis zwei Wochen nach der Chemotherapie meist zu Blutbildveränderungen mit einem vorübergehenden Abfall der weißen, seltener der roten Blutkörperchen und der Blutplättchen. Durch den Abfall der weißen Blutkörperchen kann eine erhöhte Anfälligkeit für Infektionen entstehen. Das ist auch der Grund, warum bei den meisten Chemotherapieplänen wöchentliche Blutbildkontrollen zu Ihrer Sicherheit notwendig sind.
- Bei einem (seltenen) starken Abfall der Blutplättchen kann es zu Blutungsneigung kommen.
- Unter Umständen kann es zwischen bzw. vor den Chemotherapie-Kursen notwendig werden, Ihnen wegen einer Blutarmut oder wegen des Abfalls der Blutplättchen Blutkonserven bzw. Plättchenkonzentrate zu verabrei-

chen. In anderen Fällen kann man mit Medikamenten, die das Knochenmark zur Neubildung anregen (so genannte »Wachstumsfaktoren«) diese Mangelsituationen ausgleichen.

- Während der Chemotherapie sind bei Frauen Wechselbeschwerden möglich.
- Bei Männern und Frauen ist während der Chemotherapie ein geringeres Bedürfnis nach sexuellem Kontakt zu erwarten. Es kann – häufig nur vorübergehend – Unfruchtbarkeit eintreten.
- Chemotherapie allein ist kein Grund, warum Sie keine Sauna und kein Thermalbad besuchen sollten. Andererseits wird Ihnen empfohlen, sich wegen eventueller Begleitprobleme wie Arm- oder Beinschwellungen mit Ihrem Arzt vorher zu besprechen. Ein besonders langer Aufenthalt in warmen Bädern kann unter bestimmten Voraussetzungen (z. B. hochgradiger Hormonmangel während der Chemotherapie) Entzündungen im Scheidenbereich begünstigen.
- Leider gibt es auch Patienten, bei denen die erwarteten Erfolge der Chemotherapie ausbleiben. Ihr Behandlungsteam ist bemüht, eine solche Situation frühzeitig zu erkennen und die in diesem Fall erfolglose Behandlung abzubrechen.
- Versuchen Sie, auch in Ihrer derzeit schwierigen Situation die (Chemo-)Therapie als Ihre persönliche Chance zu sehen, die Tumorkrankheit besser in den Griff zu bekommen.
- Nützen Sie Ihre eigenen Möglichkeiten zur Krankheitsbewältigung und fördern Sie die Gesundheit Ihrer übrigen Organe; dies erweist sich zur besseren Krankheitsbekämpfung als hilfreich.

Abwehrschwäche und Neigung zu Infekten

Das Knochenmark reagiert relativ empfindlich auf die verabreichten Medikamente der Chemotherapie. So ist die Bildung von Abwehrzellen des Knochenmarks (v. a. weiße Blutzellen = Leukozyten), der roten Blutkörperchen und auch der Blutplättchen, die für die Blutgerinnung hauptverantwortlich sind, vorübergehend verzögert bzw. eingeschränkt.

- Ernähren Sie sich ausgewogen und nicht einseitig.
- Trinken Sie frisch gepresste Obst- und Gemüsesäfte.
- Essen Sie kein ungeschältes Obst oder Gemüse.
- Sorgen Sie für ausreichende Ruhe- und Schlafpausen.
- Halten Sie sich von Menschen mit Infekten wie Grippe, Husten, Schnupfen etc. fern.
- Meiden Sie große Menschenansammlungen und Gedränge z. B. in öffentlichen Verkehrsmitteln.
- Halten Sie sich von Menschen mit ansteckenden Krankheiten wie Bläschen an den Lippen etc. fern.
- Meiden Sie engen Kontakt zu Tieren. Verzichten Sie auf innige Zärtlichkeiten mit Ihrem Haustier.
- Achten Sie besonders auf Ihre Körperhygiene.
- Waschen Sie sich mehrmals am Tag die Hände.
- Tragen Sie bei Küchen- und Gartenarbeiten Handschuhe, um sich vor Verletzungen zu schützen.
- Duschen Sie lieber, als ein Vollbad zu nehmen. Das reduziert die Gefahr von Infektionen.
- Patientinnen sollten keine Spülungen ihrer Scheide vornehmen.
- Vermeiden Sie Verletzungen insbesondere der Schleimhäute wie beispielsweise im Mund- und Afterbereich.
- Lassen Sie sich während der Chemotherapiephase nicht impfen, ohne sich vorher mit Ihrem Arzt abgesprochen zu haben. Um vollen Schutz zu entfalten, benötigen Imp-

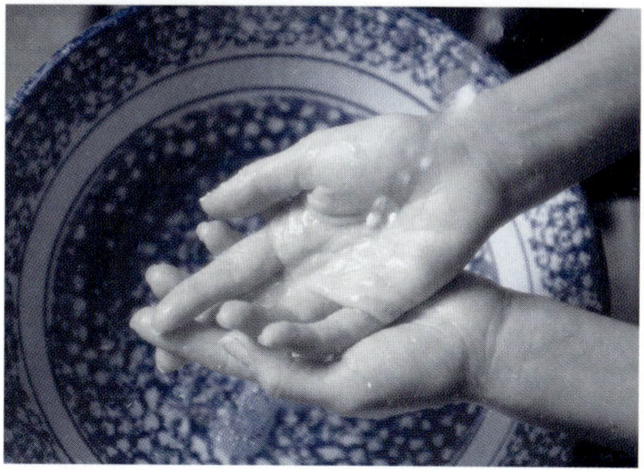

fungen eine gute Immunabwehr, die jedoch unter Chemotherapie zumeist vorübergehend vermindert ist.
- Eine Ihrem körperlichen Zustand angemessene Betätigung wie z. B. Spazierengehen in der Ebene wirkt sich günstig auf das Allgemeinbefinden aus.

Bei folgenden Symptomen sollten Sie unbedingt den Arzt aufsuchen:
- Temperatur über 38° Celsius
- Schluckbeschwerden
- weißliche Beläge der Mundschleimhaut
- häufiges oder schmerzhaftes Wasserlassen
- Ausfluss aus der Scheide, Brennen oder Jucken in der Scheide
- Hautverletzungen oder Pickel, die nicht abheilen
- Erkältung mit Husten oder Halsschmerzen, die nicht abklingt

Appetitlosigkeit

- Der Appetit kommt mit dem Essen.
- Bewegen Sie sich vor dem Essen möglichst viel – beispielsweise in Form von Spaziergängen.
- Wenn Sie bettlägrig sind, sollten Sie Bewegungsübungen im Bett durchführen und sich nach Möglichkeit während des Essens aufsetzen.
- Essen Sie immer dann, wenn Sie Lust dazu haben. Sie müssen sich nicht an starre Essenszeiten halten.
- Zwingen Sie sich niemals zum Essen.
- Versuchen Sie selbst herauszufinden, welche Speisen Ihnen schmecken und wohl tun.
- Essen Sie möglichst in Gesellschaft, da dies mehr Freude bereitet und entspannend wirkt.
- Wenn Sie wissen, dass Ihnen das Essen Schmerzen bereitet, sollten Sie in Absprache mit Ihrem Arzt ca. eine halbe bis eine Stunde vor dem Essen zusätzlich ein Schmerzmittel einnehmen.
- Häufig treten unter Chemotherapie Veränderungen des Geschmacksinns auf; diese gehen oftmals mit Abneigung von Fleisch und Wurstwaren einher.

- Verwöhnen Sie sich durch Lieblingsgerichte, die Sie z. B. in kleinen Portionen tiefgekühlt bereithalten.
- Lassen Sie möglichst für sich kochen oder eventuell auch Speisen zustellen.
- Vermeiden Sie starke Koch- und Speisegerüche im Aufenthaltsraum. Lüften Sie diesen wiederholt.
- Decken Sie Speisen zunächst ab und erst kurz vor dem Servieren wieder auf, um intensive Speisegerüche im Aufenthaltsbereich zu vermeiden.
- Würzen Sie Ihre Speisen beim Kochen nur wenig; bei Tisch sollten Sie mit Kräutern, Gewürzen und Marinaden experimentieren und nachwürzen.
- Richten Sie sich Ihre Speisen besonders appetitlich an und sorgen Sie für eine schöne Tischdekoration.
- Essen Sie keine großen Speisemengen auf einmal, sondern nehmen Sie lieber sechs bis acht kleinere Mahlzeiten über den gesamten Tag verteilt zu sich. Dazu eignen sich vor allem verschiedene Suppen.
- Essen Sie nichts, das bei Ihnen Völlegefühl bewirkt oder blähend wirkt; so z. B. Salate, rohes Obst, Gemüse, Bohnen, Zwiebeln, Erbsen, Linsen, Kohl oder Sauerkraut.
- Lindern Sie unangenehmen Geschmack im Mund durch Fruchtsaft, kleine Obststücke oder saure Drops.
- Trinken Sie zwischen den Mahlzeiten und nicht während des Essens, da Flüssigkeit durch die Magenfüllung vorzeitig ein Sättigungsgefühl auslöst.
- Halten Sie sich Kleinigkeiten wie Salzgebäck, Nüsse, Trockenfrüchte, Studentenfutter, Kekse, Joghurt mit hohem Fettgehalt u. Ä. für Zwischenmahlzeiten bereit.
- Legen sie sich einen Vorrat an appetitanregenden Getränken wie Obst- und Gemüsesaft, Milchmixgetränke oder Sauermilchgetränke zu.
- Auch ein kleiner Aperitif wie Sherry, Campari, Martini, Wermut, Sekt, Bier, Coca Cola u. Ä. – ca. eine halbe Stunde vor dem Essen zu sich genommen – kann den ersehnten Appetit auslösen.
- Folgende Tees sind appetitanregend: Wermuttee, Bitterkleetee, Schafgarbentee und Salbeitee.
- Gewürze und viele Kräuter wie z. B. Minze, Knoblauch, Thymian oder Petersilie wirken appetitanregend.
- Bei sehr starkem Gewichtsverlust sollte die Einnahme zusätzlicher energiereicher Trinknahrung (»so genannte Astronautenkost«) erwogen wer-

den. Diese Trinknahrungen werden heute in verschiedenen Geschmacksrichtungen angeboten. Sie sollten einfach mehrere Varianten probieren und so herausfinden, welche Ihnen am besten schmecken.

Augenbrennen, »trockenes Auge«

Ein so genanntes »Trockenes Auge« (Sicca-Syndrom) kann unter Chemotherapie durch die Verminderung der Tränenflüssigkeit entstehen. Typische Zeichen sind Augenbrennen, sandkornartiges Fremdkörpergefühl, Reibegefühl und eine Rötung der Augen.

- Vermeiden Sie vor allem Zugluft (z. B. beim Autofahren)
- Meiden Sie den Aufenthalt in Wohn- und Arbeitsräumen mit geringer Luftfeuchtigkeit.
- Meiden Sie den Aufenthalt in Wohn- und Arbeitsräumen, in denen geraucht wird.
- Meiden Sie starke Sonneneinstrahlung und tragen Sie eine Sonnenbrille.
- Sprechen Sie mit Ihrem Arzt über die Behandlungsmöglichkeiten (z. B. Tränenersatzflüssigkeit oder Augengel)
- Verzichten Sie nach Möglichkeit auf das Tragen von Kontaktlinsen.

Blähungen

- Nehmen Sie sich Zeit zum Essen.
- Kauen Sie gut und trinken Sie nicht zum Essen.
- Essen Sie kein rohes Obst.
- Der Genuss von Kompotten, Mus, gedünstetem Obst oder mit Wasser verdünntem Saft aus Dosenobst ist hingegen erlaubt.
- Vermeiden Sie Gemüsesorten wie Sauerkraut, Kohl, Kohlrabi, Blumenkohl, Brokkoli, Bohnen, Erbsen, Lauch, Knoblauch, Zwiebeln, Rettich, Radieschen, Kohlrüben, Paprika, Auberginen oder Gurken.
- Essen Sie keine großen Mengen an Tomaten, Linsen, Bohnen oder Pilzen.
- Essen Sie kein Trockenobst wie Dörrpflaumen und Ähnliches.
- Essen Sie kein frisches Brot.

- Trinken Sie keine kohlensäurehaltigen Getränke wie Limonaden, Bier, Mineralwasser oder Sekt.
- Trinken Sie keinen Bohnenkaffee oder Schwarztee.
- Vermeiden Sie erhitztes Fett. Beim Anbraten von Speisen sollten Sie kein Fett verwenden. Anstelle dessen sollte Öl oder Margarine erst kurz vor dem Servieren hinzugefügt werden.
- Generell empfiehlt sich möglichst das Kochen, Dünsten, Garen im Römertopf oder Grillen anstelle des Bratens.
- Trinken Sie bevorzugt Fencheltee und Anistee.

Blutungen

Obwohl die meisten Chemotherapien einen Einfluss auf das blutbildende Knochenmark ausüben, ist ein Abfall der Blutplättchen (Thrombozyten) in einem Ausmaß, das sich beim Patienten auch bemerkbar macht, selten. Da die Blutplättchen einen wesentlichen Faktor für die Blutgerinnung darstellen, kann deren Abfall zu einer gesteigerten Blutungsneigung führen.

- Verstärkte Blutungsneigung unter Therapie kann sich in Form von Nasenbluten, blutigem Harn, schwarzem Stuhl, einer Blutung aus dem Enddarm und/oder ausgeprägter Abgeschlagenheit und Schwäche äußern.
- Darüber hinaus kann sich eine Blutungsneigung in der Mundschleimhaut, z. B. beim Zähneputzen oder nach der Extraktion eines Zahnes zeigen.
- Wenn Sie während der Chemotherapie Ihren Zahnarzt aufsuchen, sollten Sie ihn unbedingt davon in Kenntnis setzen und am besten ein aktuelles Blutbild vorweisen.
- Möglicherweise bilden sich kleinste nadelstichartige blau-rötliche Hautflecken vor allem an den Händen und Beinen.
- Große Blutergüsse nach nur kleinen äußeren Verletzungen können unter Umständen auf den Mangel an Blutplättchen hinweisen.
- Fragen Sie Ihren Arzt nach dem Ergebnis der Analyse eines Blutbildes.
- Auch die Verwendung besonders weicher Zahnbürsten und das Vermeiden von starkem Pressen, z. B. beim Toilettengang, werden empfohlen.
- Bei Verstopfung wird die Einnahme von milden Abführmitteln empfohlen.

- Vermeiden Sie Verletzungen beim Maniküren.
- Verzichten Sie auf die Nassrasur mit einem Rasiermesser und verwenden Sie statt dessen einen Elektrorasierer, um Verletzungen zu vermeiden.
- Nur in Ausnahmefällen ist die Verabreichung spezieller Blutkonserven zum Ausgleich von Mangelsituationen der Blutplättchen notwendig.
- Verzichten Sie in dieser Zeit auf die Einnahme aspirinhaltiger Medikamente.

Durchfall

Durchfall kann, insbesondere in Kombination mit Fieber, ein Zeichen für einen starken Abfall der weißen Blutkörperchen darstellen. Teilen Sie deshalb mehrmaligen Durchfall pro Tag umgehend Ihrem Arzt mit. Durchfall kann unter Umständen auch eine Nebenwirkung bestimmter Medikamente der Chemotherapie sein. Wenn Ihnen der betreuende Arzt bereits vor Beginn Durchfall als mögliche Nebenwirkung angekündigt und Ihnen Gegenmaßnahmen erklärt hat, folgen Sie diesen in konsequenter Weise.

- Starker Durchfall kann zu Austrocknung und Entgleisung der Elektrolyte wie Kalium, Natrium, Magnesium oder Kalzium führen.
- Trinken Sie reichlich Flüssigkeit am besten in Form von Wasser, Schwarztee (4 Minuten ziehen lassen) und klarer Rindsuppe eventuell mit Brotstückchen, um geschmackliche Varianten ins Spiel zu bringen. Auch der Genuss elektrolythaltiger Getränke ist sinnvoll (Sportlergetränke).
- Bei akutem Durchfall kann Teefasten durchaus sinnvoll und wirksam sein. Tannin, ein Inhaltsstoff des Tees, besitzt eine durchfallhemmende Eigenschaft. Durch langes »Ziehenlassen« des Tees bis ca. 20 Minuten nach dem Aufguss erhöht sich der Tanningehalt deutlich.
- Empfohlene Teesorten sind Schwarztee, grüner Tee, Mate, Pfefferminztee und Kamillenblütentee.
- Bei akutem Durchfall empfiehlt sich auch der Genuss von Heidelbeertee. Dabei wird ein gehäufter Esslöffel getrockneter Heidelbeeren mit ½ Liter kochendem Wasser versetzt. Den Aufguss lässt man 12 Stunden lang ziehen.

- Sie können bei akutem Durchfall auch ca. 300 g Heidelbeeren über den Tag verteilt essen oder den Saft kurz gedünsteter Heidelbeeren trinken.
- Bei akutem Durchfall kann ein geriebener Apfel hilfreich sein. Dabei werden je ca. 300 g Äpfel mit Schale zu sechs bis acht Mahlzeiten (ca. 2 kg Äpfel) pro Tag frisch gerieben und mit etwas Zitronensaft beträufelt gegessen.
- Auch Karottensuppe oder passierte Karotten können den Durchfall lindern. Ebenso kann Karotten-Babynahrung verwendet werden.

Vermeiden Sie bei akutem Durchfall:
- fettreiche Speisen wie Gebackenes oder Fritiertes
- Süßigkeiten
- Nüsse
- stark gewürzte Speisen
- Vollkornprodukte
- rohes Gemüse
- frische Obstsäfte
- Kaffee
- größere Mengen Alkohol
- kohlensäurehaltige Getränke
- Nikotin

- Bananen, Pfirsiche, Aprikosen, Kartoffeln und zartes Gemüse wie beispielsweise Karotten oder Kürbis wirken sich aufgrund ihres hohen Kaliumgehalts günstig auf den Durchfall aus.
- Essen Sie ballaststoffarme Kost wie Hafer- oder Reisschleim, gekochten Reis, Nudeln beziehungsweise Kartoffeln.
- Nehmen Sie Ihre Speisen in kleineren Portionen als üblich zu sich.

Fieber, »Grippe«

- Das Auftreten von Fieber ist mitunter völlig harmlos, kann jedoch auch mit tiefem Absinken der weißen Blutkörperchen (Leukozyten) einhergehen. Unter den weißen Blutkörperchen sind vor allem die neutrophilen Granulozyten für die Abwehr von Infektionen verantwortlich.
- Verständigen Sie daher bei einer

Nur wenige Medikamente weisen als direkte Nebenwirkung einen kurzfristigen Fieberanstieg am Tag der Chemotherapie oder am darauf folgenden Tag auf. Zeichen einer »Grippe« sind insbesondere Abgeschlagenheit, Gliederschmerzen, Kopfschmerzen und Fieber.

Temperatur von 38° Celsius (oder darüber) sogleich Ihren behandelnden Arzt.

- Treten neben dem Fieber Begleiterscheinungen wie Schluckbeschwerden, starke Abgeschlagenheit, Durchfall, Beschwerden der Harnblase wie Brennen beim Wasserlassen oder Kreuzschmerzen auf, sollten Sie diese unbedingt Ihrem Arzt mitteilen.
- Eine »Grippe« ist vor allem dann dem betreuenden Arzt zu melden, wenn sie sich über längere Zeit hinzieht und nicht mit einfachen Medikamenten Ihrer Hausapotheke (Hustensaft, Bronchialsalbe, Inhalationen etc.) beheben lässt.
- Als Erstmaßnahme bei Fieber sollten Sie vor allem reichlich trinken und Bettruhe einhalten.
- Im Fall des hochgradigen Absinkens der weißen Blutkörperchen (insbesondere der Granulozyten) kann Ihnen von Ihrem Arzt ein Wachstumsfaktor, der die Produktion von weißen Blutkörperchen im Knochenmark anregt, über mehrere Tage ins Unterhautgewebe gespritzt werden.
- Im Fall einer Infektion, die mit starkem Absinken der weißen Blutkörperchen einhergeht, kann es notwendig werden, Ihnen Antibiotika wie beispielsweise Penicillin zu verabreichen.

Veränderungen der Finger- und Fußnägel

Selten können mehrere Wochen nach Beginn einer Chemotherapie mit bestimmten Medikamenten Querrillen oder Längsrillen v. a. an den Fingernägeln auftreten.
Außerdem sind schmerzhafte Abhebungen der Fingernägel oder Fußnägel vom Nagelbett möglich.

- Tragen Sie deshalb keine langen Fingernägel, um schmerzhafte Berührung derselben zu vermeiden.
- Schützen Sie Ihre brüchigen Nägel mit Heftpflastern.
- Schneiden Sie sich den überstehenden Rand der Finger- und Fußnägel vorsichtig mit einer Nagelschere ab.
- Tragen Sie besonders bequemes Schuhwerk.

Gefühlstörungen an Händen und Füßen

- Typischerweise beginnt das Taubheitsgefühl in den Fingerspitzen oder im Zehenbereich.
- Später kann dieses Taubheitsgefühl auch auf weitere Bereiche der Finger und Füße (z. B. Fußsohle und Fußrücken) beziehungsweise Beine übergreifen.
- Unter Umständen kann das Taubheitsgefühle mit Muskelschwäche einhergehen. In diesem Falle treten mitunter motorische Ungeschicklichkeiten auf, die z. B. das Halten oder Ergreifen einer Tasse unmöglich machen. Seltener sind ebenfalls Gehstörungen zu verzeichnen, die sich insbesondere beim Treppensteigen bemerkbar machen.
- Wenn Ihre Finger ein Taubheitsgefühl aufweisen, sollten Sie das Anfassen von spitzen und scharfen Gegenständen vermeiden, um sich vor Verletzungen zu schützen.

> Mehrere Wochen nach Beginn der Chemotherapie mit bestimmten Medikamenten kann sich ein Kribbeln, ein Taubheitsgefühl, ein pelziges oder brennendes Gefühl entwickeln. Dieses Beschwerdebild ist das Ergebnis einer meist nur vorübergehenden Schädigung von Nervenfasern, die für den Tastsinn bzw. das Empfinden notwendig sind.

- Benützen Sie bei unsicherem Gang eine Gehhilfe und legen Sie eine Badematte auf den Boden Ihrer Badewanne oder Dusche.
- Sprechen Sie mit Ihrem Arzt über die Möglichkeit, Ihre Therapie aufgrund der beschriebenen Nebenwirkung abzuändern.
- Befragen Sie Ihren Arzt, inwiefern die Anwendung warmer und kalter Wechselbäder oder entzündungshemmender Medikamente eventuell zur Linderung Ihrer Beschwerden beitragen können.
- In den meisten Fällen dauert das Taubheitsgefühl bis mehrere Monate nach der Beendigung der Chemotherapie an und beginnt sich erst dann allmählich zurückzubilden.

Gemütsstörungen

Tumorkranke leiden häufig unter Gemütsstörungen wie Freudlosigkeit oder Antriebslosigkeit. Dies hängt u. a. mit der belastenden Erkrankung, der Unterdrückung der Geschlechtshormone und eventuellen Nebenwirkungen einer Tumortherapie zusammen.

- Weitere Zeichen können Appetitlosigkeit oder Schlaflosigkeit sein.
- Wechselbeschwerden bei Frauen können ebenso mit Gemütsstörungen verbunden sein.
- Es gibt wirksame Medikamente zur Beeinflussung von Gemütsstörungen. Sprechen Sie mit Ihrem betreuenden Arzt über die Möglichkeiten einer medikamentösen Behandlung.

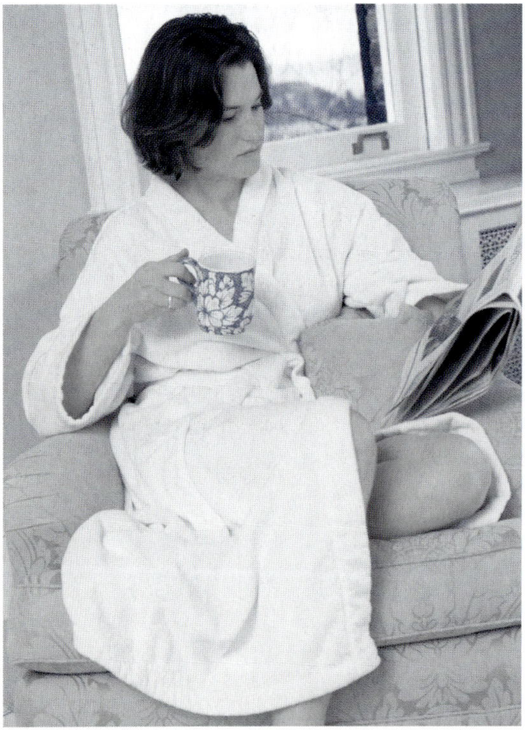

- Eine zusätzliche psychologische Betreuung kann sich auch positiv auswirken.
- Auch der Erfahrungsaustausch mit ebenfalls Betroffenen im Rahmen einer Selbsthilfegruppe kann einigen Patienten den Umgang mit ihrer Erkrankung erleichtern.
- Versuchen Sie, sich von düsteren und negativen Gedanken abzulenken. Dies ist oftmals durch das Lesen interessanter Bücher oder Artikel oder das Ansehen schöner Filme im Fernsehen beziehungsweise Kino möglich.

Veränderung des Geruchs- und Geschmackssinnes

- Speisen können plötzlich anders als vor der Therapie schmecken. Süßes kann noch süßer, andere Speisen können übertrieben salzig oder fade wirken.
- Nicht selten bemerken Patienten nach dem Essen einen metallischen Nachgeschmack.
- Der Genuss bitterer Getränke wie Tonic Water oder Bitter Lemon kann in vielen Fällen erfolgreich den metallischen Mundgeschmack bekämpfen.
- Mitunter empfiehlt sich der Gebrauch von Plastikbesteck anstelle des üblichen Metallbestecks.
- Meist dauert es bis einige Monate nach der Chemotherapie, bis der Geruchssinn und der Geschmackssinn wieder völlig hergestellt sind.
- Verfeinern Sie die Speisen mit Soßen, Kräutern und kräftigen Gewürzen.
- Knoblauch, Zwiebeln, Zitrone, Minze, Majoran und Oregano verstärken den Eigengeschmack von Gemüse.

> Durch bestimmte Chemotherapieformen kann sich Ihr Geruchssinn und auch Ihr Geschmackssinn verändern.

- Bringen Sie würzige Gerichte zugedeckt auf den Tisch, damit der volle Duft Ihre Nase erreichen kann, wenn Sie den Deckel abheben.
- Finden Sie heraus, ob Ihnen Speisen oder Getränke besser kalt oder warm schmecken.
- Lutschen Sie Zitronenbonbons vor dem Essen, um den metallischen Mundgeschmack zu verlieren.
- Führen Sie bei metallischem Mundgeschmack vor dem Essen Mundspülungen z. B. mit Kamillentee oder Wasser durch.

Gliederschmerzen, Muskelschmerzen

Nach der Chemotherapie mit bestimmten Medikamenten können sich meist zwischen dem dritten und fünften Tag vorübergehend Muskelschmerzen bzw. Gliederschmerzen v. a. in den Beinen entwickeln.

- Üblicherweise werden Ihnen für diesen Fall von Ihrem Arzt bereits entzündungshemmende Medikamente beispielsweise in Form von Zäpfchen verschrieben.
- Manche Patienten profitieren von einem warmen Bad, bei anderen Patienten können Massagen und viel Bewegung zu einer Linderung der Beschwerden führen.
- Sprechen Sie mit Ihrem Arzt, ob bei den weiteren Chemotherapiekursen die vorbeugende Behandlung mit speziellen entzündungshemmenden Medikamenten bereits ab dem erstem Tag nach der Chemotherapie sinnvoll ist, um die Muskelschmerzen bzw. Gliederschmerzen zu verhindern beziehungsweise nur abgeschwächt aufkommen zu lassen.

Haarausfall

Die meisten im Rahmen einer Chemotherapie verwendeten Medikamente führen aufgrund der Schädigung der Haarwurzeln zumindest zu geringem Haarausfall.

- Nicht bei jeder Chemotherapie tritt jedoch starker Haarausfall ein. Das hängt von der Art der verwendeten Medikamente ab.
- Fragen Sie Ihren Arzt, ob Sie bei Ihrer Chemotherapie mit einem Haarausfall rechnen müssen, der das Tragen einer Perücke oder einer anderen Kopfbedeckung notwendig macht.
- Legen Sie sich in den ersten beiden Wochen nach der ersten Chemotherapie möglichst einen pflegeleichten Kurzhaarschnitt zu, damit die Belastung eines massiven Haarausfalles gemildert werden kann.

- Wenn ausgeprägter Haarausfall auftritt, erfolgt dieser meist zwei bis drei Wochen nach der ersten Chemotherapie.
- Er kann mit Jucken oder auch vorübergehenden Schmerzen der Kopfhaut einhergehen.
- Schaffen Sie sich frühzeitig, das heißt in den ersten 2 Wochen nach dem ersten Chemotherapiekurs, eine Perücke nach Ihrer ursprünglichen Frisur an.
- Es empfiehlt sich auch, die Perücke beim Friseur zusätzlich schneiden zu lassen, sodass diese möglichst genau auf Ihr früheres Aussehen und Ihren persönlichen Geschmack abgestimmt werden kann. Nehmen Sie Fotos mit, auf denen Sie mit Ihrer Lieblingsfrisur dargestellt sind.
- Verwenden Sie nachts eventuell ein Haarnetz, das die stark ausfallenden Haare auffängt.
- Schonen Sie Ihre bestehenden Haare durch nicht zu häufiges Haarewaschen möglichst mit lauwarmem Wasser und mildem Shampoo (z. B. Kamillenshampoo, Babyshampoo).
- Lassen Sie Ihr nasses Haar nur lufttrocknen und verwenden Sie keinen heißen Föhn.
- Verwenden Sie keine Lockenwickler, Haarspangen, Haarbänder oder Haarspray.
- Kämmen und bürsten Sie Ihr Haar möglichst wenig.
- Verwenden Sie eine weiche Haarbürste.
- Verzichten Sie auf das Färben der Haare.
- Verzichten Sie auf Dauerwellen.
- Stellen Sie sich frühzeitig auf andere Kopfbedeckungen wie eine Kappe, bunte Kopftücher oder einen Turban ein.
- Legen Sie in dieser Phase der Chemotherapie besonderen Wert auf Ihr Äußeres. Nehmen Sie sich bewusst Zeit für Ihre Körperpflege. Bereiten Sie sich auch bewusst durch den Einkauf schöner Kleidungsstücke selbst eine Freude.
- Schützen Sie Ihre Kopfhaut im Sommer vor Sonneneinstrahlung und im Winter vor Kälte.

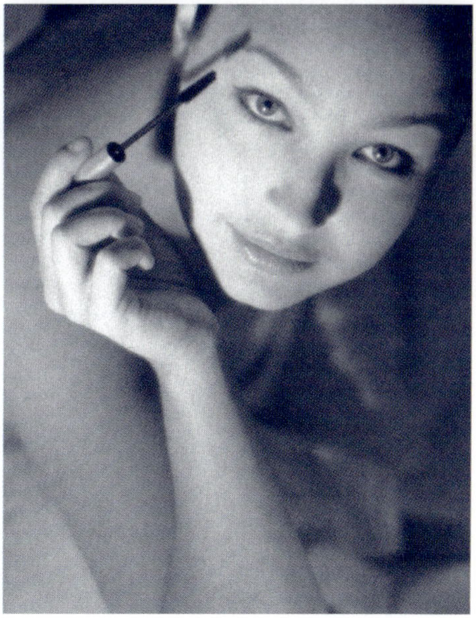

- Verwenden Sie bei einem eventuellen Ausfall der Augenbrauen einen Augenbrauenstift.
- Verwenden Sie bei einem eventuellen Ausfall der Wimpern künstliche Wimpern.
- Tragen Sie gegen intensive Lichteinstrahlung eine Sonnenbrille.
- Ca. 4–6 Wochen nach Abschluss der Chemotherapie wachsen die ausgefallenen Haare in den allermeisten Fällen wieder dicht nach. Sie können dann jedoch einen veränderten Charakter aufweisen (z. B. Änderung der Farbe, Lockenbildung).
- Wenn Sie unter Ihrer Perücke schwitzen oder Juckreiz aufweisen, können Sie ein dünnes Tuch aus Baumwolle zwischen die Perücke und die Kopfhaut einlegen.
- In bestimmten Fällen kann das vorübergehende Aufsetzen einer Kühlkappe (»Eishaube«) während der Verabreichung der Chemotherapie den Haarausfall vermindern. Dies ist jedoch die Ausnahme und kann meistens vorausgesagt werden. Das Prinzip dieser Kälteanwendung besteht in einer verminderten Durchblutung der Kopfhaut, sodass weniger von dem Chemotherapie-Medikament in den Kopfbereich gelangt.

Hautveränderungen

- Während der Chemotherapie ist das Auftreten von trockener Haut, Hautunreinheiten, Hautjucken oder verstärkten Pigmentierungen möglich. In den meisten Fällen sind diese jedoch nur gering ausgeprägt. Selten können schmerzhafte Hautrötungen auftreten.

- Meiden Sie direkte Sonneneinstrahlung. Tragen Sie im Hochsommer eine Kopfbedeckung und verwenden Sie eine Sonnencreme mit hohem Sonnenschutzfaktor.
- Schützen Sie sich auch vor starkem Wind oder Kälte.
- Beim Auftreten von schmerzhaften Hautausschlägen mit Bläschenbildung sollten Sie sofort mit Ihrem Arzt sprechen. Dies gilt besonders dann, wenn sich diese Ausschläge auf einer Hälfte des Körpers gürtelförmig ausbrei-

ten. In diesem Fall müsste von Ihrem Arzt der Verdacht auf die Entwicklung einer Gürtelrose ausgeschlossen werden.
- Tragen Sie auf entzündete Hautstellen keine Kosmetika, Parfüms oder Deodorants auf.
- Duschen ist wegen Abwehrschwäche und Neigung zu Infekten einem Vollbad in der Badewanne vorzuziehen.
- Pflegen Sie Ihre Haut lediglich mit lauwarmem Wasser und milder Seife, die aber immer sorgfältig abgespült werden sollte.
- Tupfen Sie Ihre Haut mit einem Handtuch nur trocken. Vermeiden Sie ein Trockenreiben der Haut.
- Verwenden Sie lockere und bequeme Kleidung aus glatter Baumwolle.
- Tragen Sie bei der Gartenarbeit möglichst Handschuhe.
- Wenn in der Phase der Chemotherapie Rötung oder Schwellung der Haut bzw. gehäuft Pusteln oder Eiterherde auftreten, sollten Sie unbedingt Ihren Arzt kontaktieren.
- Bei der Behandlung mit bestimmten Medikamenten der Chemotherapie können schmerzhafte Rötungen und Entzündungen der Handflächen und Fußsohlen auftreten. In Einzelfällen sind dort auch Blasenbildung und Geschwürsbildung möglich. Informieren Sie in diesen Fällen umgehend Ihren Arzt.
- Benachrichtigen Sie Ihren Arzt, wenn Sie bei sich eine Gelbfärbung Ihrer Haut oder Augenbindehaut bemerken sollten.

Herzmuskelschädigungen, Herzrhythmusstörungen

- Sehr selten können nach der Chemotherapie mit bestimmten Medikamenten auch Herzmuskelschäden oder Unregelmäßigkeiten des Herzschlages auftreten. Diese sind am Anfang meist nur durch Spezialmessungen – zum Beispiel im Ultraschall – erkennbar, und der Patient hat zunächst keine Beschwerden.
- Das ist der Grund, warum bei der Therapie mit bestimmten Medikamenten regelmäßige Ultraschallkontrollen des Herzens oder sogar Untersuchungen mit Radioisotopen vorgeschrieben sind.
- Störungen des Herzrhythmus sind mithilfe eines EKGs erkennbar.

Herzrasen, das heißt eine Beschleunigung des Pulses, tritt unter Chemotherapie relativ häufig auf. Nicht selten ist es Ausdruck einer Blutarmut (Anämie) oder von Wechselbeschwerden infolge Hormonmangels. Sprechen Sie in jedem Fall mit Ihrem Arzt darüber.

- Sollten bei Ihnen während der Chemotherapie stärkere Beinschwellungen und/oder Atemnot als Zeichen einer Herzschwäche auftreten, informieren Sie sofort Ihren Arzt. Somit können eventuell bleibende Schäden vermieden und eine wirksame Behandlung frühzeitig eingeleitet werden.
- Auch wenn Sie unregelmäßige Herzschläge oder das vorübergehende Aussetzen von Herzschlägen bemerken, sollten Sie Ihren Arzt für eine Untersuchung aufsuchen.

Hörschäden

Sehr selten und nur nach der Behandlung mit bestimmten Medikamenten der Chemotherapie können Schädigungen des Gehörs beobachtet werden.

- Hörschädigungen können sich in Ohrensausen, einem Gefühl des Zufallens der Ohren, aber auch einem Druckgefühl oder stechenden Schmerzen der Ohren äußern.
- Gerade Ohrensausen kann auch durch andere Ursachen wie z. B. eine Durchblutungsstörung oder durch Blutarmut (Anämie) ausgelöst werden. Solche Symptome sollten Sie so rasch wie möglich dem betreuenden Arzt mitteilen.
- Zumeist ist eine genaue Untersuchung beim Facharzt für Hals-, Nasen- und Ohrenkrankheiten inklusive einer schmerzlosen Hörprüfung (Audiometrie) empfehlenswert.
- Je früher Sie Ihrem Arzt die oben aufgeführten Zeichen einer möglichen Hörschädigung mitteilen, desto größer ist die Möglichkeit einer völligen Wiederherstellung der Funktion Ihres Ohres.

Müdigkeit, Abgeschlagenheit, Kreislaufschwäche, Kurzatmigkeit

> Nicht selten sind Müdigkeit, Abgeschlagenheit, Kurzatmigkeit, Schwindel und Kreislaufschwäche ein indirektes Zeichen für einen Abfall der roten oder weißen Blutkörperchen, beziehungsweise seltener der Blutplättchen.

- Fragen Sie Ihren Arzt nach einer Blutbildkontrolle.
- Gönnen Sie sich insbesondere in den ersten Tagen nach Chemotherapie häufige Ruhepausen; dies gilt insbesondere dann, wenn es im Freien besonders heiß ist.
- Übertragen Sie die Haushaltspflichten anderen Familienmitgliedern.
- Geben Sie möglichst Ihre gewohnten und geliebten täglichen Aktivitäten nicht auf, sondern führen Sie diese nur mit langsamerem Tempo oder verkürzt durch.
- Trinken Sie mindestens zwei Liter pro Tag.
- Führen Sie Entspannungsübungen durch.
- Streben Sie eventuell eine Teilzeitarbeit an.
- Bei Verminderung der roten oder weißen Blutkörperchen gibt es eine Reihe von Medikamenten (so genannte Wachstumsfaktoren, die das Knochenmark zur Neubildung roter und weißer Blutkörperchen anregen), die zum Ausgleich dieser Mangelsituation führen können.
- Sitzen Sie oder bewegen Sie sich möglichst viel an der frischen Luft.

Mundschleimhautentzündung, Geschwüre im Mund- und Rachenraum, Schluckbeschwerden

Entzündungen der Mundschleimhaut oder Geschwürsbildung im Mund- und Rachenraum sowie Schluckbeschwerden können ernste Symptome darstellen und auf einen hochgradigen Abfall der weißen Blutzellen hinweisen. Verständigen Sie daher bei Anzeichen einer Mundschleimhautentzündung unbedingt Ihren Arzt.

- Essen Sie keine besonders kalten, heißen oder würzigen Speisen.
- Essen Sie anstelle dessen möglichst lauwarme Speisen.
- Verzichten Sie auf scharf Gewürztes, Saures, Hartes oder besonders Knuspriges wie frische Brotrinde, Toast, Pizzarandstücke, Knäckebrot oder Zwieback.
- Treten schmerzhafte Bläschen auf oder erkennen Sie weiße Beläge auf der Zunge bzw. im übrigen Mundbereich, verständigen Sie sofort Ihren Arzt.
- Schneiden Sie feste Speisen vor dem Essen oder zerkleinern Sie diese mit dem Mixstab.
- Erweichen Sie bei besonders knusprigen Speisen die Rinde im Kaffee- oder Kakaogetränk.
- Durch den Zusatz von Butter, Margarine oder pikanten Soßen können Sie feste Speisen weicher machen (z. B. Bechamelsoße, Dillsoße, Gurkensoße, Tomatensoße, Kürbissoße, Champignonsoße, Bolognese, Schnittlauchsoße oder Mayonnaisesoße mit Joghurt). Wegen des hohen Nitratgehalts sollte Spinatsoße nur selten verwendet werden.
- Feste Süßspeisen können Sie ebenfalls aufweichen durch Zugabe von beispielsweise Apfelmus, Erdbeersoße, Pfirsichmus, Aprikosenmus, Birnenmus, Bananenmilch oder andere Fruchtmilchsorten, Vanillecreme, Schokoladenpudding, Karamelcreme, Kaffeecreme, Fruchtjoghurt, fruchtige Quarkcremes etc.
- Bei offenen und schmerzhaften Stellen im Bereich der Mundwinkel, Lippen oder des Zahnfleisches sollten Sie Strohhalme mit großem Durchmesser verwenden, um Suppen und Säfte schmerzloser aufnehmen zu können.

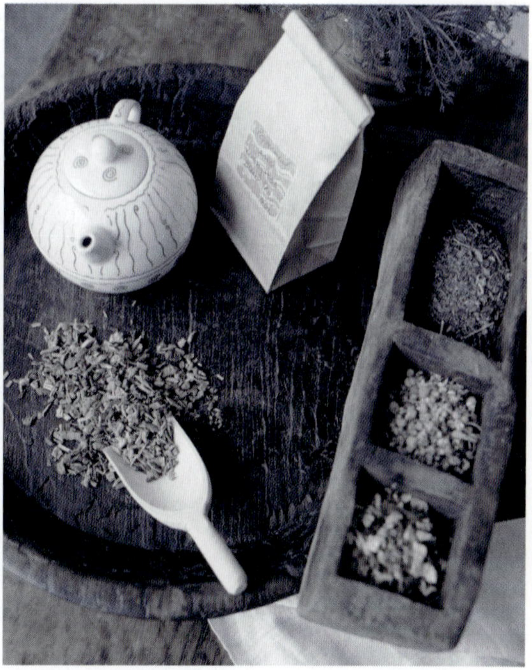

- Verwenden Sie bevorzugt fertig zubereitete Säuglingsnahrung.
- Halten Sie Ihre Lippen durch Vaseline, einen Fettstift oder Ähnliches geschmeidig.
- Lutschen Sie mehrmals täglich über ca. 30 Minuten gefrorenen Ananassaft, dessen Inhaltsstoff Bromelin sich besonders günstig auf die geschädigte Schleimhaut auswirkt. Achten Sie darauf, dass dieser in Kugelform gefroren ist, da Ecken die Mundschleimhaut verletzen könnten.
- Lutschen Sie säuerliche Bonbons, die Ihre Speichelproduktion anregen, was sich wiederum günstig auf die Heilung der Mundschleimhaut auswirkt.
- Trinken Sie keinen Alkohol, der ein Brennen der Mundschleimhautentzündung verursachen könnte.
- Verwenden Sie auch keine handelsüblichen Mundwasser, da der darin enthaltene Alkohol die Schleimhäute reizen würde.
- Spülen Sie statt dessen den Mund nach jeder Mahlzeit besser mit 1/4 Liter Wasser + 1 Teelöffel Salz.
- Putzen Sie Ihre Zähne mit einer weichen Nylonbürste.
- Bei Verwendung eines Zahnersatzes (»Zahnprothese«) sollten Sie diesen vorübergehend entfernen.
- Spülen Sie mehrmals täglich mit einem noch warmen Salbeitee- oder Eibischtee-Aufguss Ihre Mundschleimhaut und gurgeln Sie damit (Zubereitung: 2 Teelöffel auf 100 ml heißes Wasser – 10 Minuten ziehen lassen; immer frisch zubereiten).
- Verzichten Sie nach Möglichkeit auf größere Mengen Milchspeisen wie Grießbrei oder Milchreis bzw. Bananenmilch, welche die Speichelproduktion herabsetzen bzw. zur Verschleimung führen können.
- Generell sollten Sie auf das Rauchen verzichten.

Mundtrockenheit

Durch Chemotherapie vermindert sich Ihre Speichelmenge. Der Speichel wird dickflüssiger. Unangenehme Mundtrockenheit kann die Folge davon sein.

- Nehmen Sie deshalb – möglichst gleichmäßig über den Tag verteilt – reichlich Flüssigkeit wie beispielsweise Tee zu sich.
- Pfefferminz-, Salbei- oder Zitronentee regen den Speichelfluss besonders an.
- Bevorzugen Sie stark wasserhaltige Lebensmittel wie Obst, Kompotte, Fruchtmus oder Suppen.
- Kauen Sie bei Mundtrockenheit zuckerfreien Kaugummi.
- Verwenden Sie bei unangenehmem Geschmack Bonbons beispielsweise mit Zitronengeschmack.
- Essen Sie Speisen mit möglichst viel Soßen.
- Denken Sie an die Möglichkeit, fertig zubereitete Säuglingsnahrung zu sich zu nehmen.
- Lutschen Sie Eiswürfel.
- Speiseöl oder künstlicher Speichel (Sialin, Glandosane) verbessern die Gleitfähigkeit Ihrer Schleimhäute bei der Aufnahme von Speisen.
- Trinken Sie geringe Mengen dunkles Bier.
- Führen Sie Mundspülungen mit Salzwasser (1 Teelöffel Salz auf 1 Liter Wasser) durch.
- Meiden Sie Vollmilch und Vollmilchmixgetränke, da diese zu einer Verschleimung der Mundhöhle führen können.
- Hingegen spricht nichts gegen den Genuss von Buttermilch, Sauermilch, Sojamilch oder Kefir.
- Sollten Sie aber Vollmilchgetränke geschmacklich bevorzugen, sollten Sie nach deren Genuss Ihre Mundschleimhaut gut mit Tee ausspülen.

Veränderung der Regelblutung, Unfruchtbarkeit bei Frauen

> Durch die Unterdrückung der Eierstockfunktion kommt es bei vielen Chemotherapieformen zu einer Verminderung der weiblichen Hormone. Das kann zu Veränderungen der Regelblutung führen.

- Eine Unterdrückung der Eierstockfunktion kann auch mit dem vorübergehenden oder vollständigen Ausbleiben der Regelblutung verbunden sein.
- Die Wahrscheinlichkeit für das dauerhafte Ausbleiben der Regelblutung ist umso größer, je näher sich die Patientin dem natürlichen Wechsel, der meist ca. um das 50. Lebensjahr auftritt, befindet.
- Erst das langzeitige vollkommene Ausbleiben der Regelblutung bedeutet indirekt auch, dass die Patientin nicht mehr schwanger werden kann.
- Nichtsdestotrotz sollte unter Chemotherapie solange für eine wirksame Empfängnisverhütung gesorgt werden, bis medizinisch geklärt wird, dass es zu keiner Schwangerschaft kommen kann. Dies ist absolut notwendig, zumal eine Chemotherapie zu Schädigungen des Erbmaterials von Eizellen und damit zu Fehlbildungen der in dieser Zeit gezeugten Nachkommen führen kann.
- Prinzipiell, wenn auch extrem selten, kann bei einer Patientin, die während der Chemotherapie Regelblutungen aufweist, eine Schwangerschaft eintreten.
- Deshalb sollte während der Chemotherapie und auch eine bestimmte Zeit danach unbedingt für eine wirksame Verhütung gesorgt werden. Sprechen Sie mit Ihrem Arzt, welche Verhütungsmaßnahme für Sie und Ihren Partner am günstigsten ist.

Schlafstörungen

Schlafstörungen können im Rahmen von Gemütsstörungen, Schmerzen oder durch die Verringerung der Geschlechtshormone infolge einer zellschädigenden Behandlung auftreten.

- Bewegen Sie sich möglichst viel an der frischen Luft, um am Abend eine natürliche Müdigkeit zu verspüren.
- Auch Entspannungsübungen können beim Einschlafen hilfreich sein.
- Es empfiehlt sich, Ihre letzte Tagesmahlzeit spätestens drei Stunden vor dem Schlafengehen zu sich zu nehmen.
- Achten Sie auf Ihren Schlafrhythmus und gehen Sie möglichst immer zur gleichen Zeit zu Bett.
- Schlafstörungen können auch im Rahmen von Wechselbeschwerden auftreten.
- Sprechen Sie mit Ihrem betreuenden Arzt über die Möglichkeit, Ihre Schlafstörungen durch Medikamente wirksam zu beeinflussen.

Schmerzen an der Infusionsstelle am Unterarm

Für viele Patienten stellen die häufig notwendigen Blutabnahmen und die häufigen Venenpunktionen für eine intravenöse Infusion eine der größten Unannehmlichkeiten der Chemotherapie dar.

- Wenn während der Chemotherapie-Infusion Schmerzen, Schwellungen oder Verfärbungen an der Injektionsstelle auftreten, sollten Sie dies sofort dem Pflegepersonal bzw. Ihrem Arzt melden. Meist muss dann die Chemotherapie-Infusion unterbrochen und eine neue Leitung gelegt werden.
- An der geröteten beziehungsweise geschwollenen Stelle können eventuell Medikamente zusätzlich eingespritzt werden.
- Meist wird Ihnen eine Salbe zur Behandlung dieser Stelle verordnet.
- In extrem seltenen Fällen können ausgedehntere Gewebsschäden auftreten, die mitunter sogar eine chirurgische Behandlung erfordern.

- Treten zu Hause nach einer Chemotherapie-Infusion Schmerzen im Arm, eine Rötung und eventuell eine oberflächliche Strangbildung auf, kann das auf eine oberflächliche Venenentzündung hindeuten. Sprechen Sie diesbezüglich sogleich mit dem betreuenden Arzt.
- Ist es bei Ihnen aufgrund Ihrer Venensituation in der Ellenbeuge oder am Unterarm besonders schwierig, Blutabnahmen durchzuführen oder Infusionsleitungen zu legen, sollte die Einpflanzung eines zentralen Zuganges in Form eines sogenannten Port(a cath)-Systems in Betracht gezogen werden. Hierbei handelt es sich um ein ca. 2 bis 3 cm großes Edelmetallreservoir, das nach einem ca. 4 cm langen Hautschnitt meist im Bereich des Oberkörpers unter dem Schlüsselbein in das Unterhautfettgewebe eingepflanzt wird. Dies kann in lokaler Betäubung (Vereisung, Lokalanästhesie) oder seltener in Allgemeinnarkose (Vollnarkose) erfolgen.
- Dieses Edelmetallreservoir, das direkt unter der Haut eine Kunststoffmembran aufweist, kann wiederholt zur Blutabnahme mit einer speziellen Nadel verwendet werden. Über die Nadel kann darüber hinaus die Verabreichung von Chemotherapien erfolgen. Das Port(a cath)-System kann bei regelmäßiger Wartung – insbesondere durch wiederholte Spülungen mit einer blutgerinnungshemmenden Lösung – über mehrere Jahre funktionstüchtig bleiben.
- Mit dem beschriebenen Port(a cath)-System sind sämtliche sonst ausgeübten Tätigkeiten wie Laufen oder Schwimmen möglich.

Schmerzen

- Es gibt unzählige Arten von Schmerzen bzw. Schmerztypen.
- Bei manchen Chemotherapieformen informiert Sie Ihr behandelnder Arzt bereits im Voraus, dass nach der Therapie bestimmte Schmerzen auftreten können (z. B. Muskel- und Gliederschmerzen). Wenn sich diese Voraussage bestätigt, sollten Sie nicht beunruhigt sein und den Anweisungen Ihres Arztes Folge leisten (z. B. Anwendung von entzündungshemmenden Zäpfchen).

> Schmerzen können durch den Tumor selbst oder durch die Chemotherapie ausgelöst werden. Mitunter treten Schmerzen auch zufällig zeitgleich mit der Behandlung auf, ohne dass ein kausaler Zusammenhang besteht.

- Treten nach der Chemotherapie jedoch Schmerzen ungeklärter Ursache auf, sollten Sie unbedingt Ihren Arzt verständigen.
- Insbesondere bei Schmerzen beim Schlucken bzw. der Mundschleimhaut sollten Sie sofort mit Ihrem Arzt sprechen.
- Beim kombinierten Auftreten von Fieber und Schmerzen sollten Sie unbedingt Ihren Arzt aufsuchen.
- Auch Schmerzen im Zusammenhang mit dem Auftreten von Bläschen z. B. im Bereich einer Brustwandhälfte sollten Sie rasch Ihrem Arzt mitteilen. Es könnte sich dabei um eine Gürtelrose handeln.

Sexualität

Ganz allgemein sollten Sie während der Chemotherapie nicht auf Sexualität verzichten. Möglicherweise werden Sie diese jedoch anders als in der Vergangenheit empfinden.

- Sie können ganz sicher sein, dass eine Krebserkrankung nicht ansteckend ist. Sie kann deshalb auch nicht durch den Geschlechtsverkehr übertragen werden.
- Auch die Wirkungen der Chemotherapie und Strahlentherapie stellen kein Risiko für Ihre Partnerin beziehungsweise Ihren Partner dar.
- Die meisten Chemotherapieformen unterdrücken (vorübergehend) bei der Frau die Funktion der Eierstöcke bzw. beim Mann die Hodenfunktion.
- Durch Ihre Erkrankung und/oder Therapie kann Ihr Verlangen nach körperlicher Zärtlichkeit abnehmen. Unter Umständen kann Sie die Nähe Ihres eigenen Partners sogar stark irritieren und abstoßen.
- Sie sollten in jedem Fall – während und nach der Tumortherapie – Ihre veränderte körperliche Situation mit dem Partner besprechen. Dies geschieht im Beisein Ihres behandelnden Arztes oft am besten, zumal dieser Ihnen Zusatzerklärungen geben kann.
- Dies gilt insbesondere für Frauen und Männer, die sich Operationen an den Geschlechtsorganen oder an der Brust unterziehen müssen.
- Wird das Thema Sexualität tabuisiert – das heißt nicht offen angesprochen – kann aus Angst oder Unkenntnis der Rückzug eines oder beider

Partner erfolgen. Sprechen Sie wiederholt das Thema Sexualität an, um eventuelle Schuldgefühle gegenüber Ihrem Partner zu vermeiden.

- Sexualität ist jedoch nur ein Aspekt einer befriedigenden Beziehung.
- Geschlechtsverkehr kann durch andere körperliche Zärtlichkeiten gut teilweise ersetzt oder ergänzt werden.
- Finden Sie mit Ihrem Partner gemeinsam heraus, welche körperliche Art des Zusammenseins für Sie beide erfüllend ist.
- Durch Veränderungen der Scheide, die aufgrund hormoneller Umstellungen unter Chemotherapie häufig trockener wird, kann der Geschlechtsverkehr schmerzhaft sein.
- Dagegen können jedoch Gleitmittel z. B. in Form von Vaseline oder Cremes helfen.
- Eventuell können auch hormonhaltige Cremes oder Zäpfchen verwendet werden. Fragen Sie diesbezüglich Ihren Arzt.
- Auch eine Verlängerung des Vorspiels wirkt sich positiv auf eine trockene Scheide aus.
- Viele Patienten haben während der Chemotherapie Angst vor Infektionen, insbesondere der Scheide oder der Harnblase, und meiden deshalb den Kontakt zu ihrem Geschlechtspartner. Sprechen Sie mit Ihrem Arzt darüber.
- Unverzichtbar ist die Anwendung einer sicheren Verhütungsmethode, da es während einer Chemotherapie (und auch Strahlentherapie) zur Schädigung des Erbmaterials kommen kann.

Übelkeit, Erbrechen

- Übelkeit und Erbrechen können vor der Chemotherapie, während der Verabreichung der Chemotherapie, im Anschluss an die Chemotherapie oder auch erst einige Tage danach auftreten. Durch die meisten Medikamente der Chemotherapie werden bestimmte Stellen des Magen- und Darmtrakts gereizt. An diesen Stellen wird Serotonin freigesetzt. Über bestimmte Nervenfasern wird das Brechzentrum im Gehirn angeregt.

- Nehmen Sie am Morgen der Chemotherapie nur eine kleine Mahlzeit zu sich. Durch Chemotherapie kann es zu verlangsamter Magenentleerung kommen; bei vollem Magen führt dies leichter zu Übelkeit und Erbrechen.
- Schonen Sie sich insbesondere in den ersten Tagen nach der Chemotherapie.
- Schonen Sie sich insbesondere in der Sommerhitze, z. B. durch einen Aufenthalt im abgedunkelten Zimmer.
- Kochen Sie, wenn möglich, nicht selbst, um unangenehme Essensgerüche zu vermeiden.
- Lüften Sie vor dem Essen das Zimmer möglichst nochmals gut durch, um den intensiven Essensgeruch zu vertreiben.
- Zwingen Sie sich nicht zum Essen.
- Legen Sie eine Teepause ein. Trinken Sie am besten ungesüßten Kräutertee, Schwarztee oder grünen Tee und essen Sie ein Stück Zwieback.
- Essen und trinken Sie besonders langsam.
- Kauen Sie gut.
- Achten Sie darauf, nicht zu warme Getränke zu sich zu nehmen. Nicht selten werden in der ersten Phase nach einer Chemotherapie kühle Getränke besser als warme vertragen.
- Essen Sie keine heißen Speisen, da diese einen intensiveren Geruch als kühlere Speisen aufweisen.
- Nehmen Sie lieber viele kleine Mahlzeiten als wenige große Mahlzeiten zu sich.
- Halten Sie sich nicht an die üblichen Essenszeiten, sondern essen Sie maßvoll, wann immer Sie dazu Lust verspüren.
- Essen Sie möglichst geruchsarme Lebensmittel wie Reis, Kartoffeln, Nudeln, trockene Semmel u. Ä.
- Wenn man »trockene« Lebensmittel wie Knäckebrot, Semmel, Toastbrot, Butterkeks oder Zwieback bereits vor dem Aufstehen zu sich nimmt, kann das in vielen Fällen die morgendliche Übelkeit lindern.
- Trinken Sie nach dem Essen Pfefferminztee und/oder putzen Sie sich Ihre Zähne, um den Essensgeschmack im Mund zu verlieren.
- Essen Sie vorwiegend flüssige und keine festen Speisen, da das Kauen oft als unangenehm empfunden wird.
- Kompotte werden meist gut vertragen.
- Trinken Sie möglichst keine kohlensäurehaltigen Getränke wie Mineralwasser, Limonaden oder Bier.

- Essen Sie vorwiegend saure oder gesalzene Speisen.
- Besonders Salzgebäck wie z. B. Soletti wird meist gut vertragen.
- Meiden Sie sehr süße, fette, stark gewürzte oder stark riechende Speisen.
- Gehen Sie auf Ihren individuellen Gusto ein. Es ist alles erlaubt, was schmeckt!
- Halten Sie Ihre Lieblingsspeisen in kleinen Portionen tiefgekühlt bereit.
- Lenken Sie sich durch Musik, Gespräche oder Fernsehen von der Übelkeit bzw. dem Erbrechen ab.
- Legen Sie sich nach dem Essen möglichst nicht ins Bett.
- Atmen Sie tief und langsam, wenn Sie Übelkeit verspüren.
- Bei besonders starker Übelkeit ist in Einzelfällen auch die Gabe von Schlafmitteln hilfreich. Sprechen Sie mit Ihrem Arzt darüber.
- Unternehmen Sie möglichst viele Spaziergänge und halten Sie sich häufig im Freien auf.
- Versuchen Sie auch eine Linderung Ihrer Übelkeit durch Entspannungsübungen.
- Gegen Übelkeit und Erbrechen gibt es heute hochwirksame Medikamente. Fragen Sie Ihren behandelnden Arzt danach.

Überempfindlichkeitsreaktionen während der Verabreichung der Chemotherapie

- Vom Arzt werden Ihnen sofort Gegenmedikamente verabreicht, sodass diese Beschwerden in den allermeisten Fällen rasch abklingen.
- Das spezielle Medikament, gegen das Sie eine Überempfindlichkeit entwickelt haben, darf bei Ihnen nicht mehr oder nurmehr in abgeänderter Form zum Einsatz kommen.

> Selten können während der Infusion von Chemotherapie Überempfindlichkeitsreaktionen auf eines der verwendeten Medikamente auftreten. Dies kann sich vor allem in einem Hitzegefühl im Gesicht und am Rumpf, Hautjucken, Atemnot, einem verlangsamten Pulsschlag oder in Form von Schwellungen ausdrücken.

Verstopfung und Darmträgheit

In den ersten Tagen nach der Chemotherapie kann Verstopfung v. a. eine Nebenwirkung der Begleitmedikamente der Chemotherapie, die gegen Übelkeit und Erbrechen gerichtet sind, darstellen. Auch bestimmte Medikamente der Chemotherapie können eine vorübergehende Verstopfung auslösen.

- Begleitende Behandlung mit starken Schmerzmitteln oder Bewegungsmangel können Darmträgheit verstärken.

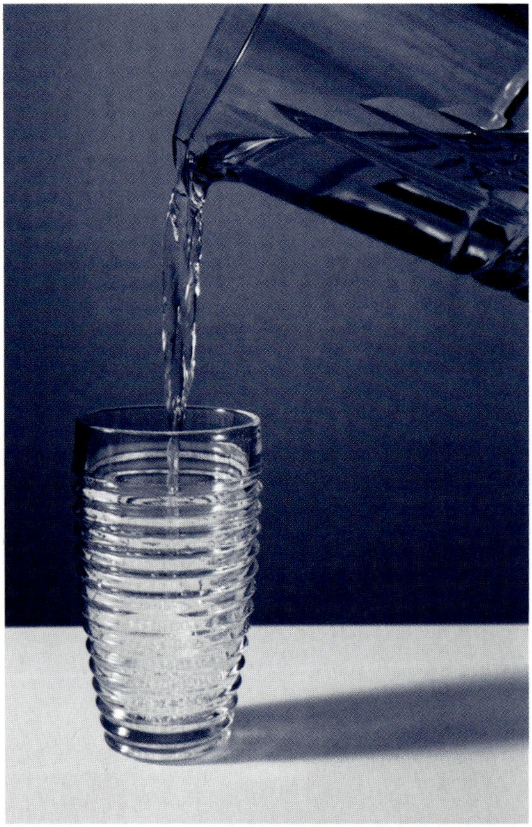

- Sollten Sie mehrere Tage keine Darmentleerungen gehabt haben, stark gebläht sein und auch erbrechen, sollten Sie sofort Ihren Arzt verständigen.
- Trinken Sie reichlich Flüssigkeit, das heißt mindestens zwei bis drei Liter pro Tag.
- Bewegen Sie sich so viel wie möglich.
- Führen Sie eventuell eine Bauchmassage durch.
- Nehmen Sie möglichst ballaststoffreiche Nahrung mit Vollkornprodukten wie Müsli, Weizenkleie, Leinsamen, frischem Obst, Gemüse, Nüssen, Mais und Popcorn zu sich.
- Meiden Sie Weißmehlprodukte.

- Trinken Sie morgens gleich nach dem Aufstehen frische Obstsäfte.
- Trinken Sie ca. eine halbe Stunde, bevor Sie üblicherweise die Toilette aufsuchen, ein heißes Getränk.
- Nehmen Sie in Wasser geweichte Dörrpflaumen zu sich.
- Geben Sie jedem Bedürfnis, sich entleeren zu wollen, nach und nehmen Sie sich dafür Zeit.
- Nehmen Sie regelmäßig ein mildes Abführmittel wie Milchzucker oder Früchtewürfel ein, das Ihnen Ihr Arzt verschreibt.

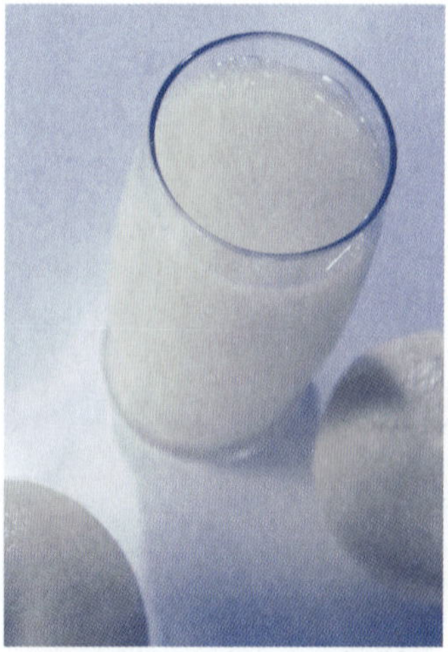

Wechselbeschwerden bei Frauen

- Diese Beschwerden schließen Herzklopfen, Blutungsunregelmäßigkeiten, das Auftreten von Hitzewallungen und Schweißausbrüchen, Schlaflosigkeit oder eine Gemütsveränderung im Sinne einer Depression ein.
- Ebenso kann ein Verlust der Geschmeidigkeit der Haut auftreten.
- Haare können spröde werden und an Glanz verlieren.
- Auch Rückbildungserscheinungen an den Geschlechtsorganen sind möglich. Dies äußert sich vor allem in Form einer trockenen, engeren und geröteten Scheide.
- Eventuell können auch Schmerzen beim Geschlechtsverkehr auftreten.
- Das sexuelle Lustempfinden vermindert sich oftmals.
- Durch den Hormonmangel treten bei Patientinnen häufiger Entzündungen der Harnblase auf.
- Die Unterdrückung der Eierstockfunktion kann auch mit dem vorübergehenden oder vollständigen Ausbleiben der Regelblutung verbunden sein.
- Sprechen Sie mit Ihrem Arzt, ob für Sie beim Geschlechtsverkehr die An-

> Durch die Unterdrückung der Eierstockfunktion kommt es bei vielen Chemotherapieformen zu einer Verminderung der weiblichen Hormone. Das kann zu Wechselbeschwerden führen.

wendung hormonhaltiger Scheidenzäpfchen oder einer Creme, die am Scheideneingang angewendet wird, sinnvoll ist.
- Bei hormonabhängigen Tumoren wie z. B. dem Brustkrebs, wird an Stelle hormonhaltiger Zäpfchen oder Cremes vor dem Geschlechtsverkehr meist eher ein Gleitgel bzw. Vaseline empfohlen.
- Sprechen Sie mit Ihrem Arzt, ob bei Ihnen pflanzliche oder eher hormonelle Medikamente zum Ausgleich Ihrer Wechselbeschwerden geeignet sind.
- Auch Mittel zur Verbesserung des Gemütszustandes (so genannte Antidepressiva) können Wechselbeschwerden teilweise gut beeinflussen.

Probleme im Zahnbereich

Es empfiehlt sich, bereits vor Beginn der Behandlung Ihrem Zahnarzt mitzuteilen, dass Sie Chemotherapeutika erhalten. In dieser Phase sollten möglichst alle Zahnbeläge und auch Zahnstein entfernt werden. Andernfalls könnten die befallenen Zahnstellen während der Chemotherapie als Eintrittspforte für Keime dienen und damit einen Ausgangspunkt für stärkere Entzündungen im Zahnbereich darstellen.

- Wenn Sie einen Zahnersatz (»Zahnprothese«) tragen sollten, lassen Sie sich diese vor der Chemotherapie exakt anpassen, um eventuell vorhandene Druckstellen zu beseitigen.
- Die Verminderung des Speichels während der Chemotherapie kann Entzündungen Ihrer Zähne begünstigen.
- Führen Sie möglichst nach jeder Mahlzeit Ihre Zahnpflege mit einer weichen Zahnbürste durch, um vermehrt notwendigen Behandlungen wegen Zahnbetterkrankungen (Parodontose) oder Zahnwurzelentzündungen vorzubeugen.
- Bei Blutungen des Zahnfleisches sollten Sie eher Wattestäbchen als eine Zahnbürste oder Zahnseide zur Zahnpflege verwenden.
- Gegen bakteriellen Zahnbelag und damit gegen Kariesentwicklung, aber auch gegen unangenehmen Mundgeruch empfiehlt sich zusätzlich zum Zähneputzen die Anwendung von Mundspülungen beispielsweise mit

Sanguinaria-Extrakten oder das oftmalige Kauen von zuckerfreiem Kaugummi.
- Verwenden Sie eine fluorhaltige Zahncreme bzw. ein Zahngel.
- Meiden Sie die handelsüblichen Mundwasser mit hohem Alkoholgehalt.
- Waschen Sie Ihre Zahnbürste nach deren Gebrauch gründlich und bewahren Sie diese trocken auf, um einer Keimausbreitung vorzubeugen.
- Ist während der Chemotherapie eine Zahnextraktion notwendig, befragen Sie dazu Ihre behandelnden Ärzte. Sie sollten vorher unbedingt Ihr Blutbild kontrollieren lassen, damit rechtzeitig ein Abfall der Blutplättchen erkennbar wird. So können Sie einer stärkeren Blutungsneigung vorbeugen.

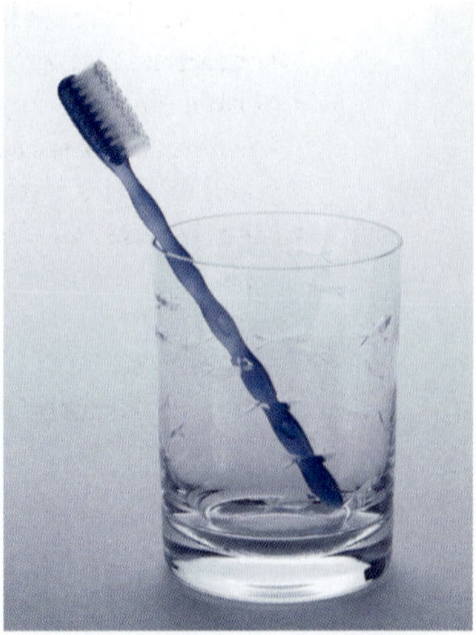

Zeugungsunfähigkeit, Unfruchtbarkeit beim Mann

- Prinzipiell kann auch während der Chemotherapie nach Geschlechtsverkehr eine Schwangerschaft eintreten.
- Die veränderte Samenqualität während einer Chemotherapie kann jedoch zu Fehlbildungen des Embryos führen.
- Deshalb sollte unter Chemotherapie und auch eine bestimmte Zeit danach unbedingt für eine wirksame Verhütung gesorgt werden, um eventuelle Erbschäden zu vermeiden. Der empfohlene Zeitraum ist von der Art der verwendeten Medikamente abhängig. Sprechen Sie diesbezüglich mit Ihrem Arzt.

Durch die Unterdrückung der Hodenfunktion kommt es bei vielen Chemotherapieformen zu einer meist vorübergehenden Verminderung der männlichen Hormone. Außerdem verändert sich die Qualität der Samenflüssigkeit.

- Für Kinder, die erst mehrere Monate bis Jahre nach Abschluss der Chemotherapie gezeugt werden, besteht jedoch kein erhöhtes Risiko einer genetischen Schädigung.
- Die Unterdrückung der männlichen Hormone durch eine Chemotherapie kann zu einer Verminderung des sexuellen Lustempfindens führen.
- Impotenz, das heißt Zeugungsunfähigkeit, kann neben psychischen Ursachen auch der Ausdruck einer Unterdrückung der männlichen Hormone sein. Die Zeugungsunfähigkeit kann vorübergehend oder endgültig sein. Vor allem bei jüngeren Männern ist die Chance des Wiedererlangens der Zeugungsfähigkeit nach einer Chemotherapie relativ groß.
- Es kann durch die Chemotherapie auch zu Rückbildungserscheinungen an den äußeren Geschlechtsorganen kommen.

Spezielle Ernährungsempfehlungen

bei Appetitlosigkeit, Übelkeit, Oberbauchbeschwerden bzw. Mundschleimhautentzündung

Haferflocken-Karotten-Suppe

- Karotte schälen und fein reiben.
- Haferflocken in einem Topf ohne Fett anrösten, bis ein angenehmer Duft aufsteigt.
- Karotte dazugeben und kurz mitrösten.
- Mit der Gemüsebrühe aufgießen, mit Liebstöckel und Muskat würzen.
- Das Gericht zugedeckt auf kleiner Flamme noch 5 Minuten leicht köcheln lassen.
- Wenn Sie eine gebundene Suppe bevorzugen, sollte die Suppe mit dem Mixstab püriert und mit Petersilie garniert werden.

Zutaten für 2 Personen:
4 Esslöffel Haferflocken
1 große Karotte
500 ml Gemüsebrühe
1/2 Teelöffel getrocknetes Liebstöckel
1 Prise Muskat
1/2 Teelöffel Petersilie fein gehackt

Grießsuppe mit Lauch

- Grieß unter ständigem Rühren ohne Fett in einem Topf anrösten.
- Lauch und Sellerie kurz mitrösten und dann mit Gemüsebrühe aufgießen.
- Suppe mit Liebstöckel, Basilikum, Muskat und Piment würzen.
- Den Suppentopf nicht zudecken, da die Suppe leicht überkocht.
- Suppe ca. 5 Minuten köcheln lassen, bis das Gemüse weich ist.
- Vor dem Servieren Sahne unter die Suppe rühren und mit Petersilie garnieren.

Zutaten für 2 Personen:
2 Esslöffel Weizenvollkorngrieß
500 ml Gemüsebrühe
1/4 Teelöffel getrocknetes Liebstöckel
1/2 Teelöffel Basilikum
1 Prise Muskat
1 Prise Piment
100 g Lauch, fein ringelig geschnitten
50 g Sellerie, kleine Würfel
4 Esslöffel Sahne
1 Esslöffel Petersilie, fein gehackt

Spezielle Ernährungsempfehlungen

bei Appetitlosigkeit, Schluckbeschwerden, Aversion gegen Fleisch und intensive Gerüche bzw. Darmträgheit und Verstopfung

Tomaten-Zucchini-Sugo

Zutaten für 2 Personen:
2 Esslöffel Olivenöl
1/2 Zwiebel fein gehackt
500 g Tomaten frisch oder geschälte Tomaten aus der Dose
1 Karotte in Würfeln klein geschnitten
1/2 Sellerieknolle in Würfeln klein geschnitten
2 Knoblauchzehen, fein gehackt
1/2 Teelöffel Oregano
Pfeffer und Salz
300 g Zucchini, in Würfeln klein geschnitten
1 Esslöffel Basilikum oder Petersilie fein gehackt

- Öl in flacher Pfanne erhitzen.
- Zwiebeln, Karotten, Sellerie und Knoblauch ca. 7 Minuten andünsten, immer wieder umrühren.
- Tomaten und Oregano hinzufügen, mit Salz und Pfeffer würzen.
- Soße 5 Minuten köcheln lassen.
- Nun die Soße mit einem Mixstab pürieren.
- Würfelig geschnittene Zucchini hinzufügen.
- Den Sugo solange köcheln lassen, bis die Zucchinistücke bissfest sind.
- Basilikum oder Petersilie zum Servieren unter den Sugo rühren.
- Mit Spaghetti harmoniert die Soße am besten.

Spinat-Gnocchi

Zutaten für 2 Personen:
150 g frischer Ricotta oder Quark
50 g Weizenvollkornmehl fein gemahlen
Salz und Pfeffer
1 Prise Muskat
50 g Parmesan frisch gerieben
1 Ei, 1 Eidotter
100 g Blattspinat
1 Esslöffel leicht gebräunte Butter
1 Teelöffel Petersilie oder Basilikum

- Ricotta oder Quark (Topfen) in einem Sieb gut abtropfen lassen.
- Danach mit Mehl, Salz, Pfeffer, Muskat, 40 g Parmesan und Ricotta oder Quark (Topfen), Ei und Eigelb einen glatten Teig herstellen.
- Blattspinat kurz in Salz-

wasser blanchieren, gut ausdrücken, fein hacken und unter die Quarkmasse rühren.

- Mit 2 Teelöffeln kleine Teigstücke ausstechen und in leicht kochendem Salzwasser ca. 7 Minuten ziehen lassen.
- Gnocchi mit einem Siebschöpfer aus dem Wasser heben, mit leicht gebräunter Butter und restlichem Parmesan (10 g) bestreuen.
- Auch das Überbacken im Backrohr ist möglich.
- Gemischer Salat harmoniert besonders gut mit diesem Gericht.

Spezielle Ernährungsempfehlungen

bei Appetitlosigkeit, Aversion gegen intensive Gerüche, Schluckbeschwerden, Darmträgheit

Joghurtnockerln auf Erdbeermus

- Neutralen Joghurt und Vanillejoghurt mit Saft der Zitrone, Vanillezucker und Staubzucker verrühren.
- Steif geschlagene Sahne unterheben.
- Die 3 Blatt Gelatine verflüssigt (Achtung: nicht zu hoch erhitzen!) unterrühren.
- Die erhaltene Masse für ca. 2 Stunden in den Kühlschrank stellen.
- Erdbeeren mit Mixstab pürieren und mit etwas Zucker marinieren.
- Zum Ausstechen der Nockerln empfiehlt es sich, einen großen Esslöffel zu verwenden und diesen nach dem Ausstechen immer wieder in kaltes Wasser zu tauchen.

Zutaten für 4 Personen:
1 Becher Magerjoghurt
1 Becher Vanillejoghurt
Saft von ½ Zitrone
1 Päckchen Vanillezucker
3 Esslöffel Puderzucker
1 Becher Sahne geschlagen
3 Blatt Gelatine; in kaltem Wasser eingeweicht
500 g Erdbeeren frisch oder tiefgekühlt, gemixt
3 Esslöffel Puderzucker

Glossar

Erklärung medizinischer Fachausdrücke, die im Rahmen der Chemotherapie von Ärzten und Pflegepersonal häufig verwendet werden:

Ablatio mammae: Brustamputation

Adjuvante Chemotherapie: Chemotherapieform, die nach kompletter chirurgischer Tumorentfernung eingesetzt wird. Sie soll im Körper eventuell bereits vorhandene kleinste Tumorabsiedelungen, die auch nicht mittels Röntgenuntersuchung, Ultraschall und ähnlichen Methoden oder Laboruntersuchungen nachweisbar sind, abtöten. Sie kann zu vollständiger Heilung führen.

Alopezie: Haarausfall mit Glatzenbildung

Analgetikum: Schmerzmittel

Analkarzinom: Krebs des Afters (Schließmuskel des Enddarms)

Anämie: Blutarmut =Verminderung der roten Blutkörperchen

Antibiotika: Medikamente wie z. B. Penicillin, die zur Bekämpfung von bakteriellen Infektionen eingesetzt werden

Antiemetika: Medikamente gegen Übelkeit und Erbrechen

Antimykotika: Medikamente, die zur Bekämpfung von Pilzinfektionen eingesetzt werden

Antiöstrogene: Substanzen, deren Wirkung gegen Östrogene (weibliche Geschlechtshormone) gerichtet sind

Applikation: Gabe, Verabreichung

Aromatase-Hemmer: Antihormonelles Medikament, das v. a. gegen die Bildung von Östrogenen gerichtet ist

Arthralgien: Schmerzen der Gelenke

Autogenes Training: Übungen mit dem Ziel der Entspannung durch die eigene Person

Axilläre Dissektion: Entfernung der Achsel-Lymphknoten

Benigne: gutartig

Biopsie: Gewebsprobe

Bisphosphonate: Medikamente, die den Abbau von Knochensubstanz hemmen und v. a. bei Tochtergeschwülsten im Knochensystem zum Einsatz kommen

Blutbild: Bestimmung der Zahl von roten und weißen Blutkörperchen sowie der Blutplättchen

Bolusinjektion: Rasches Einbringen einer geringen Flüssigkeitsmenge in die Vene

Brachytherapie: Strahlentherapie von innen, d. h. die Strahlenquelle wird z. B. bei Scheidenkrebs in die Scheide eingelegt

CA-125: Tumormarker (siehe dort) mit Aussagekraft bei Eierstockkrebs und Gebärmutterkörperkrebs
Carcinoma in situ: früheste Stufe von Krebs
CEA: Tumormarker (siehe dort) mit Aussagekraft bei verschiedenen Krebserkrankungen wie bei Brustkrebs und Darmkrebs
Chemotherapie: Behandlung mit künstlich hergestellten Medikamenten ganz allgemein; im gegenständlichen Fall mit Medikamenten, die die Tumorzellen zum Absterben bringen sollen
Chorio(n)karzinom: bösartige Geschwulst des Mutterkuchengewebes
Coloskopie: siehe Kolo(no)skopie
Computertomographie: Schichtweise Röntgenuntersuchung mit Computersteuerung (Scanner)

Diarrhoe: Durchfall
Differentialblutbild: Bestimmung von Untergruppen der weißen Blutzellen

Emesis: Erbrechen
Endometriumkarzinom: Krebs der Schleimhaut des Gebärmutterkörpers
Endoskopie: Optische Instrumente, um Hohlorgane wie z. B. den Darm oder die Harnblase genau von innen zu betrachten
Enzyme: Eiweißstoffe, auch Fermente genannt, die zur Spaltung von Nahrungsmitteln und körpereigenen Substanzen dienen.
Erythropoietin: Körpereigener Faktor (Eiweißstoff) zur Anregung der roten Blutzellen im Knochenmark (siehe Wachstumsfaktoren)
Erythrozyten: Rote Blutkörperchen
Ewing-Sarkom: Knochentumor (vornehmlich des Kindes- und frühen Erwachsenenalters)
Exstirpation: Entfernung eines Organs (z. B. der Gebärmutter)
Exzision: Ausschneidung, operative Entfernung

Febrile Neutropenie: Mit Fieber einhergehender Abfall der weißen Blutkörperchen

Feinnadelbiopsie: Gewebsentfernung mit einer dünnen Punktionsnadel
Ferritin: Körpereigenes Speicher-Eisen
Fistel: Krankhafte Verbindung zwischen zwei normalerweise voneinander getrennten Körperhöhlen (z. B. Mastdarm und Scheide)

Gefrierschnitt: Eine Gewebsprobe wird durch Trockeneis rasch eingefroren und dann in mehrere Scheiben geschnitten. Anschließend wird das Gewebe genau mit dem Mikroskop untersucht und bereits während der Operation dem Operateur die (allerdings vorläufige) Diagnose (v. a. ob ein bösartiger oder gutartiger Befund vorliegt) mitgeteilt

Gene: Erbanlagen, die auf den Chromosomen im Inneren der Zellkerne als Steuerungselemente des Lebens angeordnet sind

Gestagene: Schwangerschaftshormone, die im Körper jeder gesunden Frau vorkommen; sie werden im Eierstock gebildet und sind Gegenspieler der Östrogene

Gingivitis: Entzündung des Zahnfleisches

Glossitis: Entzündung der Zungenschleimhaut

Granulozyten-(Makrophagen)-Kolonie-stimulierende Faktoren: dienen zur Stimulation der weißen Blutzellen im Knochenmark (siehe Wachstumsfaktoren)

Granulozyten: Untergruppe der weißen Blutkörperchen (Leukozyten), die für die Abwehr von Entzündungen besonders wichtig sind

Hämoglobin: Roter Blutfarbstoff

Harninkontinenz: Harnverlust

Hepatitis: Leberentzündung

Histologie: Ergebnis (Befund) der Untersuchung von Gewebe unter dem Mikroskop

Hochdosis-Chemotherapie: Chemotherapie mit hohen Konzentrationen von Chemotherapie-Medikamenten, die zu längeren Phasen ohne Knochenmarksfunktion und damit auch zu einem Erliegen der Abwehrfunktion des Knochenmarks und zu Blutungen führen würden. Dadurch, dass jedoch bereits vor dieser Therapie Stammzellen aus dem Knochenmark und aus dem Blut gewonnen und eingefroren werden, können diesem Patienten nach Gabe der Hochdosis Chemotherapie die eigenen Stammzellen als Infusion wieder verabreicht werden; dies führt üblicherweise rasch zur Erholung der eigenen Knochenmarkfunktion.

Hodgkin'sche Krankheit (Morbus Hodgkin): Spezielle Form von Lymphdrüsenkrebs.

Hormone: Vom Körper produzierte Botenstoffe, die über die Blutbahn in bestimmte Organe gelangen (wie z. B. in die Brust).

Hormonrezeptoren: Anbindungsstelle der Zelle für Hormone: z. B. Östrogen-Rezeptoren oder Progesteron-Rezeptoren

Hormontherapie: Behandlung mit Hormonen bzw. Anti-Hormonen (z. B. bei Brustkrebs)

Hyperthermie: Therapie, bei der Teile des Körpers oder der gesamte Körper überwärmt werden

(z. B. auf 41° Celsius), wodurch Krebszellen zum Absterben gebracht werden sollen

Hypophysektomie: Entfernung der Hirnanhangsdrüse

Ikterus: Gelbsucht

Immuntherapie: Behandlung unter Ausnutzung körpereigener Immunfunktionen (Körperabwehrfunktionen)

Interferon: Botenstoff des körpereigenen Immunsystems

Interleukin: Botenstoff des körpereigenen Immunsystems

Interstitielle Radiotherapie: Sonderform der Strahlentherapie, bei der mittels Hohlnadeln die Strahlenquellen computergesteuert an den Tumor herangebracht werden

Intraarterielle Chemotherapie: Chemotherapieform, bei der das Medikament über einen dünnen Schlauch (Katheter) in ein Blutgefäß eingelegt wird, das zu einem Organ (z. B. Leber) oder einer Körperregion (z. B. kleines Becken) führt, um dort vorhandene Tumorherde gezielt behandeln zu können. Dadurch können im Krebsgewebe, zu dem das Blutgefäß mit dem Katheter führt, deutlich höhere Medikamentenspiegel als nach einer Chemotherapie, die über die Armvene verabreicht wird, erreicht werden.

Intraperitoneale Chemotherapie: Chemotherapieform, bei der das Chemotherapiemedikament über einen dünnen Schlauch (Katheter) in die Bauchhöhle eingebracht wird, um dort vorhandene Tumorherde, mit höherer Konzentration behandeln zu können

Intravesikale Chemotherapie: Chemotherapieform, bei der das Chemotherapiemedikament in die Harnblase eingebracht wird

Irreversibel: Nicht umkehrbar

Kanzerogen: Krebsauslösend

Karzinogenese: Krebsentstehung

Karzinom: Bösartiger Tumor des epithelialen Gewebes wie der Haut, der Schleimhaut, oder des Drüsengewebes. 85 % aller bösartigen Tumoren sind Karzinome.

Katheter: Schlauchsystem zum Zu- und Ableiten von Flüssigkeiten

Kernspintomographie: Modernes computergesteuertes Untersuchungsverfahren des Radiologen, mit dem Schichtaufnahmen verschiedener Körperregionen gemacht werden können.

Klimakterium: Hormonelle Wechseljahre der Frau

Klinische Studie: Siehe Studie

Kolon: Dickdarm

Kolorektalkarzinom: Krebs des Dick- bzw. Enddarms

Kolo(no)skopie: Dickdarmspiegelung
Kolostomie, Kolostoma: Künstlicher Darmausgang
Kombinationstherapie: Behandlung mit mehreren Medikamenten oder z. B. Kombination von Chemotherapie und Strahlentherapie
Komplette Remission: Vollständige Tumorrückbildung
Konisation: Ausschneiden eines kegelförmigen, kleinen Gewebskeils aus dem Gebärmutterhals
Kortikoide: v. a. Kortison
Kortison: Entzündungshemmende Substanz
Kurative Therapie: Behandlung mit dem Ziel der Heilung

Larynx: Kehlkopf
Laxantien: Abführmittel
Leukämie: Blutkrebs
Leukopenie: Verminderung der weißen Blutzellen
Leukozyten: Weiße Blutzellen
Lokalanästhesie: Örtliche Betäubung
Lokalrezidiv: Erneutes Auftreten eines Tumors an einer bereits vorher behandelten Stelle
Lymphadenektomie: Lymphknotenentfernung
Lymphdrainage: Nicht-operative Behandlung eines Lymphödems (siehe dort). Dabei wird durch Physiotherapeuten die aufgestaute Lymphflüssigkeit vorsichtig in Richtung Rumpf ausgestrichen und so das Abfließen dieser Flüssigkeit erleichtert.
Lymphe: Flüssigkeit, die im Lymphgefäßsystem des Körpers zirkuliert
Lymphödem: Schwellung des Armes oder eines Beines durch Abflussstörung der Lymphe z. B. als Folge einer Lymphknotenentfernung in der Achselhöhle
Lymphogranulomatose: = Hodgkin'sche Krankheit (siehe dort)
Lymphom: gutartige oder bösartige Lymphdrüsengeschwulst
Lymphozyten: Untergruppe der Leukozyten

Magnetresonanzuntersuchung (MRT, NMR, MRI): Modernes computergesteuertes Untersuchungsverfahren, mit dem Schichtaufnahmen verschiedener Körperregionen gemacht werden können
Makrophagen: Spezielle Zellen unter den weißen Blutkörperchen, die am Abwehrprozess (z. B. bei Entzündungen) beteiligt sind
Maligne: Bösartig
Malignes Lymphom: Bösartige Lymphdrüsengeschwulst
Mamma: Brust (Mehrzahl: Mammae)
Mammographie: Radiologische Darstellung des Brustgewebes

Mastektomie: Entfernung des Brustdrüsenkörpers

Melanom: Bösartiger Tumor der pigmentbildenden Hautzellen

Menopause: Zeitpunkt der letzten Regelblutung

Metastasen: Tochtergeschwülste, die z. B. bereits bei der Erstdiagnose vorhanden sein können (z. B. in den Achsellymphknoten bei Brustkrebs) oder im Verlauf der Erkrankung auftreten können

Mikrometastasen: Kleinste Ansammlungen von Tumorzellen, die durch herkömmliche Untersuchungsmethoden wie z. B. Lungenröntgen, Computertomographie (Scanner) oder Laboruntersuchungen nicht erfasst werden können.

Miktion: Harnlassen, Wasserlassen

Monoklonale Antikörper: Hochspezifische Eiweißkörper, die sowohl zur Feststellung von Tumorgewebe als auch zur Therapie bestimmter Tumorarten eingesetzt werden können.

Monotherapie: Behandlung mit einem Medikament

Morphine: Starke Schmerzmedikamente

Mukositis: Entzündung der Schleimhaut (Mucosa)

Multiples Myelom: Bösartiger Tumor der Plasmazellen, einer bestimmten Zellform des Knochenmarks

Mutation: Genetische Veränderung einer Zelle

(Multiples) Myelom: Bösartiger Tumor des Knochenmarks

Mykosen: Pilzerkrankungen

Neoadjuvante Chemotherapie: Auch primäre Chemotherapie genannt. Chemotherapie, die eingesetzt wird, um z. B. einen großen Tumor zunächst zu verkleinern und so z. B. bei großen Brusttumoren eine brusterhaltende Therapie an Stelle einer Brustamputation zu ermöglichen.

Neoplasma: Bösartiger Tumor

Nephrostomie: Harnableitung vom Nierenbecken durch die Haut nach außen

Neutropenie: Abfall der neutrophilen Granulozyten, d. h. Abfall einer Untergruppe der weißen Blutkörperchen

Neutrophile Granulozyten: Untergruppe der weißen Blutkörperchen, die für die Entzündungsabwehr des Körpers von entscheidender Bedeutung ist

Obstipation:Verstopfung

Ödem: Flüssigkeitsansammlung im Zwischenzellraum (z. B. in den Beinen, im Armbereich)

Onkogen: Gen (siehe dort), das zur Entstehung von Krebs beiträgt

Onkologie: Fachrichtung der Medizin, die sich mit der Erfor-

schung und Behandlung von Krebs auseinander setzt
Opioid: Starkes Schmerzmittel
Ösophagus: Speiseröhre
Osteosarkom: Bösartiger Tumor des Knochens
Östrogene: Hormone der Frau, die im Eierstock produziert werden
Ototoxizität: Hörschädigung
Ovar: Eierstock, der bei geschlechtsreifen Frauen Östrogene (siehe dort) und Gestagene (siehe dort) produziert

Palliative Chemotherapie: Chemotherapieform, die bei fortgeschrittener Erkrankung eingesetzt wird; sie dient in erster Linie zur Linderung der Beschwerden und damit zur Erhöhung der Lebensqualität; durch sie kann das Fortschreiten der Erkrankung verzögert und damit wertvolle Zeit gewonnen werden. Bei einem Teil der Patienten können Überlebenszeit bzw. Prognose günstig beeinflusst werden; prinzipiell ist Heilung in dieser Situation nicht zu erwarten bzw. zu erreichen.
Palpation: Tastende Untersuchungstechnik (z. B. Abtasten der Brust)
Pankreas: Bauchspeicheldrüse
PAP-Test: Zellabstrich vom Muttermund, der der Vorsorge von bösartigen Veränderungen am Muttermund dient
Partielle Remission: Teilweise Tumorrückbildung
Pathogen: Krankmachend
Per os: zum Schlucken = p.o.
Periphere Polyneuropathie: Krankhafte Veränderungen der Nerven v. a. an den Beinen und Händen, die mit Missempfindungen einhergehen
Pharynx: Rachen
Placebo: Scheinmedikament
Plasma: Flüssiger Bestandteil des Blutes, der nach Entfernung der weißen und roten Blutkörperchen übrig bleibt
Plasmozytom: Bösartiger Tumor der Plasmazellen, einer bestimmten Zellform des Knochenmarks
Plastische Operation: Operation, bei der die ursprüngliche optische Situation, z. B. nach Brustentfernung, möglichst wiederhergestellt werden soll. Ein Beispiel ist die Brustrekonstruktion, bei der entweder körpereigenes Gewebe oder körperfremdes Material (z. B. Silikon) Verwendung findet
Polyneuropathie: Siehe periphere Polyneuropathie
Port (a Cath)-System: Unter die Haut eingepflanztes Flüssigkeitsreservoir, das über einen dünnen Kunststoffschlauch Verbindung zu Blutgefäßen oder Körperhöhlen (z. B. Bauchhöhle) besitzt
Postoperativ: Nach einem operativen Eingriff

Präkanzerose: Vorstufe von Krebs
Präoperativ: Vor der Operation
Prävention: Vorbeugung
Prognose: Vorläufige Abschätzung des Krankheitsverlaufs und der Heilungschancen
Progression: Fortschreiten der Erkrankung
Prophylaxe: Vorbeugende Maßnahmen, z. B. um die Krankheitsentstehung zu verhindern
Prostata: Vorsteherdrüse des Mannes
Prothese: Künstlicher Ersatz für einen verloren gegangenen Teil des Körpers (z. B. Brustprothese)
Psychosomatik: Fachrichtung, die sich mit der Erforschung des Zusammenhanges zwischen seelischer Befindlichkeit und körperlichen Beschwerden beschäftigt
Punktion: Einstich mit einer Nadel zur Entnahme von Körperflüssigkeit bzw. Gewebe

Quadrantenresektion, Quadrantektomie: Operation, bei der nur ein Teil (ein Viertel) der Brust entfernt wird

Radiotherapie: Strahlentherapie
Randomisierung: Zufällige Auswahl; z. B. Zuteilung der Patienten auf verschiedene Therapieformen nach dem Zufallsverfahren
Rehabilitation: Alle medizinischen, psychotherapeutischen, sozialen und beruflichen Maßnahmen, die eine Wiedereingliederung des Patienten in Familie, Gesellschaft und Berufsleben zum Ziel haben
Remission: Tumorrückbildung im Sinne von Ansprechen auf die Therapie
Retinoblastom: Bösartiger Tumor der Netzhaut des Auges
Reversibel: Umkehrbar
Rezidiv: Neuauftreten eines Tumors, z. B. in der Scheide nach erfolgter Bestrahlung eines Gebärmuttertumors

Sarkom: bösartige Bindegewebsgeschwulst
SCC: Tumormarker für Gebärmutterhalskrebs
Screening: Reihenuntersuchung von beschwerdefreien Personen zur Früherkennung z. B. von Brustkrebs
Segmentkernige Granulozyten: Untergruppe der weißen Blutkörperchen, die für die Abwehr von Entzündungen entscheidend ist
Serom: Ansammlung von Flüssigkeit an Stellen, an denen Lymphknoten entfernt worden sind (z. B. nach Lymphknotenentfernung im Achselbereich)
Serum: Klarer Anteil der Blutflüssigkeit, die übrig bleibt, wenn die Blutkörperchen und Gerinnungs-Eiweiße aus dem Blut entfernt wurden

Sonographie: Ultraschall
Soor: Pilzerkrankung
Stabilisation: Gleichbleiben der Krankheitsausdehnung, d.h. weder Verschlechterung noch Verbesserung der Tumorerkrankung
Stoma: Chirurgisch hergestellte künstliche Öffnung wie z. B. ein künstlicher Darmausgang oder eine künstliche Ableitung des Harns einer Niere
Stomatitis: Entzündung der Mundschleimhaut
Studie (klinisch= klinische Prüfung): Wissenschaftliche Untersuchung unter vorher genau festgelegten Bedingungen mit dem Ziel der Verbesserung der derzeitigen Behandlungssituation; vor Durchführung derartiger Untersuchungen haben Ethikkommissionen die Durchführung derselben zu genehmigen, um die größtmögliche Patientensicherheit zu gewährleisten. Die Teilnahme an Studien – z. B. zur Einführung neuer Medikamente – darf nur nach genauer Aufklärung durch den untersuchenden Arzt erfolgen und jeder Patient muss die Teilnahme an solchen Studien wünschen.
Stuhlinkontinenz: Stuhlverlust
Subkutan: Unter die Haut
Supportive Therapie: Unterstützende Behandlung
Szintigraphie: Bildgebendes Verfahren zur Darstellung eines oder mehrerer Organe wie z. B. des Skelettsystems, wobei radioaktive Substanzen eingelagert werden, um krankhafte Veränderungen erkennen zu können

Teletherapie: Strahlentherapie von außen (z. B. des Beckens oder der Brust)
Teratom: Gutartiger oder bösartiger Keimzelltumor
Thrombopenie: Verminderung der Blutplättchen
Thrombozyten: Blutplättchen; für die Blutgerinnung notwendige Bestandteile des Blutes
Thrombozytose: Vermehrung der Blutplättchen
Toxizität: Giftigkeit; Bezeichnung für Nebenwirkungen z. B. im Rahmen von Chemotherapie
Trauma: Verletzung
Tumor: Jede gutartige oder bösartige Geschwulst; somit stellt sowohl ein großer »Pickel« als auch ein bösartiger Knoten definitionsgemäß einen Tumor dar
Tumormarker: Körpereigene Substanzen (meist Eiweißstoffe), die sich im Blut mittels verschiedener Testverfahren nachweisen lassen und die einen Hinweis darauf geben können, ob im Körper noch Tumorzellen vorhanden sind oder nicht

Vagina: Scheide
Vulvektomie: Entfernung der Schamlippen

Wachstumsfaktoren: Injizierbare Substanzen, die das Kochenmark stimulieren und so z. B. bei erniedrigten weißen bzw. roten Blutkörperchen dazu dienen, dass Patienten zum vereinbarten Zeitpunkt ihre Behandlung erhalten oder dass sie leichte Entzündungen im Körper überwinden können

Zyste: Gewebsraum, der von einer Kapsel umgeben ist und in dessen Innerem sich – vergleichbar mit einem mit Flüssigkeit gefüllten Ballon – Flüssigkeit befindet
Zytologie: Untersuchung von Zellmaterial mit dem Mikroskop
Zytostatische Behandlung: Behandlung mit Chemotherapie, d. h. mit Medikamenten, die gegen die Tumorzellen gerichtet sind
Zytotoxisch: Zellschädigend
Zytotoxizität: Zellschädigende Wirkung

Kontaktadressen

der Krebshilfe, Krebsgesellschaft, Selbsthilfegruppen

Aufgrund der Vielzahl an Selbsthilfegruppen wird empfohlen, sich an die jeweiligen lokalen Beratungsstellen der Krebshilfe, Krebsverbände bzw. Krebsgesellschaften zu wenden, die Ihnen weitere Informationen zukommen lassen werden.

Deutschland:

Deutsche Krebsgesellschaft e.V.
Gartenstraße 6,
60594 Frankfurt/M.;
Tel: 069/63 00 96 0;
Postanschrift Beratungsstelle:
Paul Ehrlich-Straße 41,
D-60596 Frankfurt/M.;
Tel: 069/63 00 96 0;
Fax: 069/63 14 34 7

Krebsinformationsdienst des Deutschen Krebsforschungszentrums
Im Neuenheimer Feld 280,
69120 Heidelberg,
Tel: 06221/41 01 21
www.krebsinformation.de

Krebsverband Baden-Württemberg e.V.
Adalbert-Stifter-Str. 105,
70437 Stuttgart;
Tel: 0711/84 82 69 1

Bayerische Krebsgesellschaft e.V.
Maistraße 12,
80337 München;
Tel: 0 89/54 88 40 0

Berliner Krebsgesellschaft e.V.
Robert-Koch-Platz 7,
10115 Berlin;
Tel: 030/28 32 40 0;
Fax: 030/28 32 40 1

Brandenburgische Krebsgesellschaft e.V.
Charlottenstr. 57,
14467 Potsdam;
Tel: 0331/86 48 06;
Fax: 0331/81 70 60 1

Bremer Krebsgesellschaft e.V.
Am Schwarzen Meer 101-105,
28205 Bremen;
Tel: 0421/49 19 22 2
Fax: 0421/49 19 24 2

Hamburger Krebsgesellschaft e.V.
Martinistraße 40,
20251 Hamburg;
Tel: 040/46 04 22 2

Hessische Krebsgesellschaft e.V.
Heinrich-Heine-Straße 44,
35039 Marburg;
Tel: 06421/63 32 4

Niedersächsische Krebsgesellschaft e.V.
Königstraße 27,
30175 Hannover;
Tel: 0511/38 85 26 2 oder 63
Fax: 0511/38 85 34 3

Gesellschaft zur Bekämpfung der Krebskrankheiten des Landes Nordrhein-Westphalen e.V.
Johannes-Weyer-Str. 1,
40225 Düsseldorf;
Tel: 0211/33 00 15
Fax: 0211/ 93 48 83 3

Krebsgesellschaft Rheinland-Pfalz e.V.
Schloßstraße 8,
56068 Koblenz;
Tel: 0261/31 04 7 oder 48
Fax: 0261/12 20 9

Sächsische Krebsgesellschaft e.V.,
Werdauer Str. 48,
08056 Zwickau;
Tel: 0375/28 14 05
Fax: 0375/28 14 04

Thüringische Krebsgesellschaft e.V.
Matthias-Domaschk-Str. 1,
07747 Jena;
Tel: 03641/33 69 88

Frauenselbsthilfe nach Krebs Bundesverband e.V.,
B6 10/11,
68159 Mannheim,
Tel: 0621/24 43 4
Fax: 0621/15 48 77

Schweiz (0041):

Krebsliga beider Basel
Engelgasse 77,
4052 Basel;
Tel: 061/31 99 91 1;
Fax: 061/31 99 91 2

Bernische Krebsliga
Marktgasse 55,
Postfach, 3000 Bern 7;
Tel: 031/31 32 42 4;
Fax: 031/31 32 42 0

Ligue genevoise contre le cancer
10, place des Philosophes,
1205 Geneve;
Tel: 022/32 21 33 3;
Fax: 022/32 21 33 9

Ligue vaudoise contre le cancer
Case postale 17,
1011 Lausanne;
Tel: 021/31 47 22 2 oder 23;
Fax: 021/31 47 22 7

Krebsliga St. Gallen-Appenzell
Rorschacher Str. 15,
9000 St. Gallen;
Tel: 071/24 27 00 0;
Fax: 071/24 27 03 0

Schweizerische Krebsliga,
Ligue suisse contre le cancer,
Lega svizzera contro il cancro
Effingerstraße 40,
Postfach 8219,
3001 Bern;
Tel: 031/38 99 10 0;
Fax: 031/38 99 16 0

Zentralschweizer Krebsliga
Hirschmattstraße 29,
6003 Luzern;
Tel: 041/21 02 55 0;
Fax: 041/21 02 65 0

Krebsliga des Kantons Zürich
Klosbachstraße 2,
8032 Zürich;
Tel: 01/38 30 50 7;
Fax: 01/38 30 49 0

Liechtenstein (00423):

Krebs-Hilfe Liechtenstein
Im Malarsch 4,
FL-9494 Schaan;
Tel: 075/23 31 84 5;
Fax: 075/23 31 84 5

Österreich (0043):

Österreichische Krebshilfe-Dachverband:
Rennweg 44,
1030 Wien;
Tel: 01/79 66 45 0;
Fax: 01/79 66 45 0-9

Österreichische Krebshilfe Wien
Spitalgasse 19,
1090 Wien;
Tel: 01/79 66 45 00

Österreichische Krebshilfe Burgenland
Esterhazystraße 18,
7000 Eisenstadt;
Tel. und Fax: 02682/75 33 2

Österreichische Krebshilfe Kärnten
Bahnhofstraße 24,
9020 Klagenfurt;
Tel. und Fax: 0463/50 70 78

Österreichische Krebshilfe Niederösterreich
Krankenhaus Wiener Neustadt,
Corvinusring 3,
2700 Wr. Neustadt;
Tel: 02622/23 52 1-26 00;
Fax: 02622/23 52 1-30 30

Österreichische Krebshilfe Oberösterreich
Harrachstraße 13,
4020 Linz;

Tel: 0732/77 77 56;
Fax: 0732/77 77 56-4

Österreichische Krebshilfe Salzburg
Mertensstraße 13,
5020 Salzburg,
Tel: 0662/87 35 35;
Fax: 0662/87 35 35-4

Österreichische Krebshilfe Steiermark
Rudolf-Hans-Bartsch-Straße 15-17,
8042 Graz;
Tel: 0316/47 44 33

Österreichische Krebshilfe Tirol
Innrain 11,
6020 Innsbruck;
Tel. u. Fax: 0512/57 77 68

Österreichische Krebshilfe Vorarlberg
Angelica-Kauffmann-Gasse 8,
6845 Hohenems;
Tel: 05576/73 57 2;
Fax: 05576/76 67 2

Österreichische Krebshilfe Wien
Theresiengasse 46,
1180 Wien;
Tel: 01/40 87 04 8;
Fax: 01/40 82 24 1

Frauenselbsthilfe nach Krebs
Obere Augartenstraße 26-28,
1020 Wien;
Tel: 01/33 22 34 8;
Fax: 01/33 02 21 5
Hönigsbergerstraße 20,
2540 Bad Vöslau;
Tel u. Fax: 02252/71 59 3

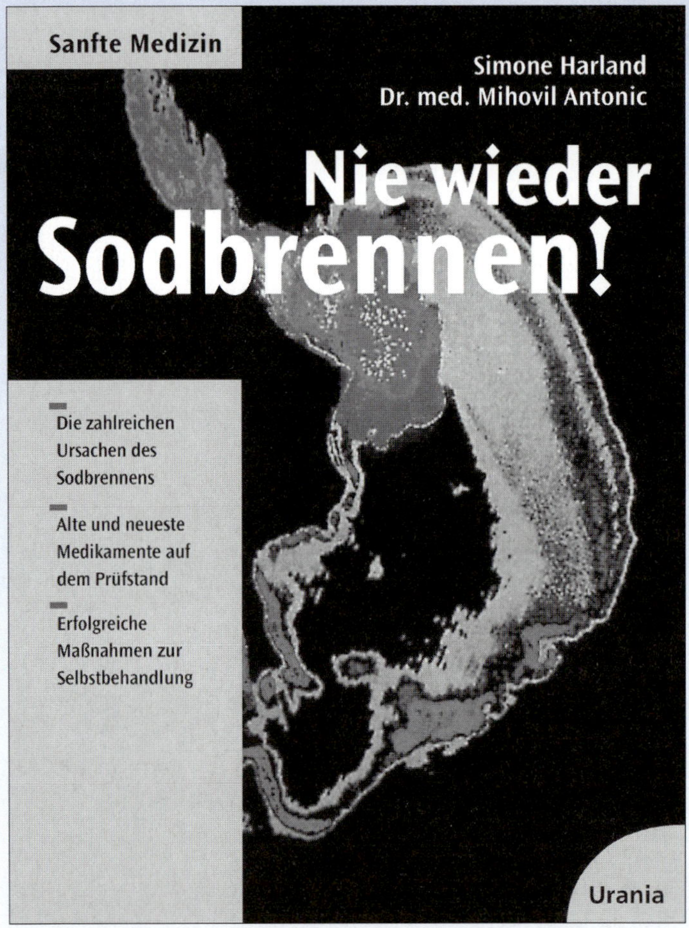
Sanfte Medizin
Simone Harland
Dr. med. Mihovil Antonic
Nie wieder Sodbrennen!
Die zahlreichen Ursachen des Sodbrennens
Alte und neueste Medikamente auf dem Prüfstand
Erfolgreiche Maßnahmen zur Selbstbehandlung
Urania